健身营养书

让增肌减脂变简单

著

仰望尾迹云
杨昌林

人民卫生出版社

北京·

写在前面

　　用一句话来总结这本书，那就是要解决健身人群会练不会吃的问题。

　　现在有很多人在健身，但关于健身，不管是减脂人群还是增肌人群，大家往往还都局限在运动和训练上面。也就是说，一提到健身，人们首先想到的是怎么练，而忽略了一个重要的问题——怎么吃。

　　其实在健身这件事上，饮食营养，很多时候比运动训练更重要，不管是减脂还是增肌，都可以说是"三分练，七分吃"。

　　"健身饮食"是通俗的说法，带有学术味道的说法是"运动营养"。我国的运动营养学起步较晚，专业运动员开始系统的重视营养，也只有几年的时间，这听上去让人难以置信。

　　运动员都不太懂得怎么吃，大众健身人群就更不用说了。

　　直到"健身热"的出现，很多人看到了健身人群饮食营养这个巨大的市场，关于这方面的书籍也逐渐多起来，但是，不管是引进版图书，还是国人自己写的书，都不那么能解决问题。

两个原因。

1. 有关运动营养的书,学院气太重,大众读不懂。

现在倒是能买到很多关于运动营养的专业书,但大众读起来,跟读天书没什么差别。理论知识比较多,真正解决问题的内容可能没多少。

而且,体制内的学者长期脱离大众健身,缺乏一线健身实践指导经验,不了解健身人群的真正需求,他们写出来的书,往往不能解决老百姓的实际问题。

我曾任欧洲某运动补充剂品牌的高级运动营养专家,这个品牌在国内起步晚,但在欧洲属于元老级别的补充剂品牌,他们在很多方面做得都不错,但仍然需要了解一线健身者的需求,通过运动营养专家来指导他们研发产品。科研人员和健身人群之间,永远有一条天然的"鸿沟",跨越这条鸿沟,就需要有过硬的专业知识,并且了解、熟悉一线健身人群的科普者。

2. 民间所谓的科普者,因为普遍缺乏专业基本功,写出来的东西不够科学、严谨,大众虽然能读得懂,但又缺乏真正的价值。

健身热,带红了一大批网络健身红人。他们中有的人以前是普通的健身教练,有的人读了一两本健身通俗读物,就开始在网上做"科普"。实话实说,大众并不能区分真科学和伪科学，于是有不少滥竽充数的健身"科普者"，吸引了一批粉丝，成了网络红人。

伪科学要比真科学容易火，因为它不用顾及客观事实，可以肆无忌惮地发表言论，编造美好骗局，迎合大众心理。比如减肥，科学严谨地说，局部减肥根本做不到。但伪科学不用管这些，可以把减肥说得特别美好，想怎么减局部都可以。大众当然更喜欢对他们说"Yes"，而不是说"No"的人。

这些网络红人有了足够的流量，就会有机会出书，成为"专家"，但实际上，这些人可能连最基本的健身知识都没有。

我的这本书，希望能够真正帮助健身者，教会健身者该怎么去吃，怎么把营养利用好，让其成为自己健身的"倍增器"。

简单介绍一下这本书。

从内容上，本书首先从宏观的角度，带大家了解健身营养到底是什么，它有多重要，都能解决哪些问题。

接下来，本书把能量、水、电解质、蛋白质、碳水化合物、脂肪、其他营养素和各种健身补充剂，都做了非常详细的讲解。带着问题去讲实用知识，只讲跟实际操作密切相关的知识，让读者听了就能懂，学了就能用。

最后一章，我还专门给大家提供了一套系统的增肌"万能食谱"——肌肉拼图增肌饮食法。

对于很多增肌者来说，饮食营养的问题都可以归结为"摄入不足与过量并存"。该吃的营养没吃够，不该多吃的反而多吃了。不但无法满足增肌最大化的要求，而且可能造成脂肪过度堆积。

所以，肌肉拼图增肌饮食法要帮助增肌者做的，就是补充摄入不足的营养和限制摄入过量的营养。

肌肉拼图以体重来区分人群，每10千克体重为一个区间，给出一份增肌饮食的每日基础食谱。

也就是说，每个体重区间的增肌者，每天把食谱中要求的食物都吃够，就完全可以满足最大化增肌的营养需要，同时，避免过多增长脂肪。

总结一下，本书前面几章，结合实操问题讲知识，帮你建立系统又实用的健身知识体系，突出一个"全"字，知识全面成系统，不缺不少，没有短板，这才是真正有效的健身营养知识。

同时，本书的知识体系"全"而不繁，以实用为目的，这又体现了一个"精"字。

既全面，又有取舍，全而精，是这本书的特点，这也是市面上健身科普书所普遍缺乏的。

最后一章，我会给你一套拿来就能用的"增肌万能食谱"。这样，前面有知识，后面有应用，几乎可以全面的适合从"小白"到"老手"的所有健身人群。

内容上，突出三个字"全""精""用"。全面系统，精辟实用，操作性极强。

写作特点上，力求通俗、易懂、接地气，尽量少用枯燥的术语，多打比方，多举例子，让大家一读就懂，一看就明白。

而且，这种通俗易懂，还是建立在科学严谨的基础上。书中的观点，都有相关的理论和研究数据支撑，不是凭空拍脑袋，而是踏踏实实地讲学术。

仅仅通俗接地气，是没什么意义的。健身可以讲的无限通俗，但一旦脱离了严谨的科学，脱离了客观事实，那这些知识就成了好听但无用的"废知识"。

所以，科学性是一切科普书的基础与核心。科学严谨和通俗易懂之间，找到微妙的平衡点，是写科普书最大的难点。我们相信，这本书突破了这个难点，做到了两者最好的统一。

总之，希望这本书，能成为中国健身人群在健身营养方面的"红宝书"，从此你们不但会练，更会吃。把肥肉"吃下去"，肌肉"吃出来"！

仰望尾迹云

2020 年 8 月

目录

会练不会吃，

一切等于零

1.1 为什么你健身没效果

很多人健身没效果,减肥减不下去,增肌增不上来,觉得很苦恼,于是想尽各种办法找自己在运动训练方面的问题,或者不管不顾一味增加运动训练量,努力了,但仍然收效甚微,有的人甚至因此出现了过度训练的情况。

其实,大多数人健身没效果往往都是因为营养问题。在健身这件事上,运动和训练相对简单,而饮食和营养则非常复杂。这可能出乎大多数人的意料,但事实确实如此。

人们习惯于重视运动和训练,容易忽略营养的重要性,这是因为运动、训练都是直观的,显而易见的,饮食营养则有点像"内功",不能一眼看见。

比如一提到健身,人们首先想到的就是在健身房挥汗如雨的训练,或者在跑道上不知疲倦的跑步,很少有人能想到科学合理的规划怎么吃东西。

但我们想一下,不管是减脂还是增肌,无非就是希望脂肪少一点儿,或是肌肉多一点儿,这都是在改变身体内部的成分。而跟身体成分关系最大的,当然就是饮食。

拿减脂来说,胖人过多的储存脂肪,从根本上说是过多的热量摄入造成的。基本可以认为,胖就是吃出来的。活动少,不运动,固然对脂肪的形成起到了推波助澜的作用,但终究只是造成肥胖的次要因素。

所以,在减脂时,你可能觉得运动很辛苦,但如果饮食摄入控制不好(饮食结构不合理或热量摄入过多),那么体脂率还是非常有可能无法降低的。

有一些研究也确实发现,仅仅运动而不做饮食控制,减脂效果往往很微弱,甚至看不到减脂效果。原因在于,运动的热量消耗始终太有限,一个中等身材的女性,慢跑 1 小时只能消耗约 300kcal 热量。而通过饮食获取热量则又太容易,我们辛辛苦苦运动了半天,多吃一块儿甜点,可能就"白运动"了。

另外，有的时候运动还会让人食欲增加，虽然运动消耗了一些热量，但增加的食欲会让人吃得更多或者更不健康，抵消了运动对热量的消耗。

研究发现，人群当中的确有所谓"补偿者"个体。当他们的体脂降低，打破了身体物质平衡的时候，身体希望维持平衡，则会通过增加食欲的方式，让他们多吃，把消耗掉的脂肪补充回去，回到原有的稳态。

最后，还有的时候，人在运动后会感觉比较疲劳，导致日常活动减少，这样减少的热量消耗，会在一定程度上抵消运动增加消耗的热量，这对减肥也有不利影响。

总之，不进行有效的饮食控制，仅仅靠运动减肥，效果很可能并不理想。减肥，首要的一点还是要"会吃"。

而增肌，更是一件高度依赖营养的事，我们只拿三种宏量营养素来举例——蛋白质、碳水化合物、脂肪。

蛋白质

我们用最朴素的逻辑去思考，没有砖头，就不可能建起大厦。增肌，是希望身体的肌肉增加，那就一定要有材料来合成更多肌肉，而合成肌肉干物质的主要材料就是蛋白质。如果没有足够的蛋白质，我们当然不可能构建新的、更多的肌肉。

当然，也有一些不负责任的科普读物声称，增肌者只需要每天额外多吃一点点蛋白质,就能满足增肌的需要。实际上,这类观点早就被证实是毫无根据的伪科学。有大量针对力量训练运动员或健身者的研究,不管通过氮平衡的方法,还是示踪技术研究,都已经明确,如果训练者希望最大化的增大肌肉,那就需要比普通人摄入更多量的蛋白质。

而且,想要获得好的增肌效果,仅仅吃够蛋白质还远远不够。摄入蛋白质的种类、必需氨基酸的配比、摄入蛋白质的时机等,都会影响到增肌的效果。在增肌方面,仅"蛋白质怎么吃"这一件事就非常复杂,而且是一个系统化的知识体系。

碳水化合物

碳水化合物是我们最主要的能量来源。增肌训练需要大量能量,这时,脂肪提供的能量基本不能供给增肌训练使用,所以我们就要依靠碳水化合物。而且,如果碳水化合物摄入明显不足,身体的激素环境也会变得不利于肌肉蛋白质合成,却有利于肌肉蛋白质分解,如主导分解代谢的皮质醇水平将会提高。

增肌时,在特殊的时间节点,对摄入碳水化合物后的血糖指数也有特殊的要求。总之,增肌时的碳水化合物营养,"门道"也非常复杂。

脂肪

最后看脂肪。增肌需要的理想激素环境,有赖于饮食营养的支持,这其中,脂肪就扮演了非常重要的角色。比如日常饮食中脂肪摄入量过低,尤其是其中的饱和脂肪酸和单不饱和脂肪酸含量也过低的话,睾酮水平则会下降。有数据称,其最多可以下降 20%。我们都知道,睾酮是对增肌最重要的合成代谢激素。

这仅是对蛋白质、碳水化合物、脂肪,这三种营养素跟增肌的关系,做了一个非常浅显的概括。从饮食营养角度讲,影响增肌效果的还远不止这三种营养素,很多维生素、矿物质,都跟增肌效果有密切的关系。

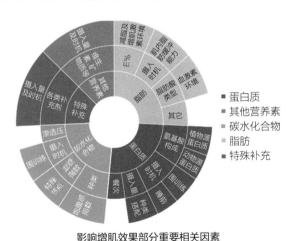

■ 蛋白质
■ 其他营养素
■ 碳水化合物
□ 脂肪
■ 特殊补充

影响增肌效果部分重要相关因素

E%:脂肪摄入的热量占每天总热量的百分比。

一句话，会练不会吃，想获得很好的减脂和增肌效果，几乎是不可能的。从某种角度讲，好身材不仅是练出来的，而且是"吃出来的"。

1.2 健身饮食，你只要做好三件事

讲健身营养，健身究竟怎么吃，我们需要关注哪些方面呢？我总结了最核心的三个方面，称为三大"金原则"——**能量、营养、时机**。

能量是指我们的热量摄入和热量消耗。说起来好像只是一个数字，但其实它对人的身体成分、生理生化有非常重要的影响。

通俗地说，人活着，每时每刻都需要能量。能量对人体非常重要，所以，当我们身体摄入能量盈余、平衡或不足的时候，身体的生理生化都会发生巨大的变化来适应，这就又跟身体成分的变化有了千丝万缕的联系。

简单来说，减肥从根本上就是一个"能量平衡的游戏"。而最大化的增肌效果，也跟能量的摄入量有关，只有足够的能量盈余，才能促进整个机体形成合成代谢的激素环境，更不用说，合成更多肌肉本身也需要大量能量。

增肌者减脂时，热量缺口的设计非常有讲究。小了效果不明显，太大则会增加肌肉丢失的风险。

【知识点】
热量缺口是指每天摄入的热量比消耗的热量少的那部分。

在下一节内容里，我会给健身者一些热量摄入的具体建议。

营养

营养就是指我们身体需要的，要靠饮食来提供的必需物质，这些东西有几十种。

这里要注意，能量和营养是两回事，有些营养有能量，有些没有。碳水化合物、蛋白质、维生素、矿物质等都是营养，都是人体必需的东西，但维生素、矿物质这些营养没有热量。

不用说，健身效果跟营养关系很大，我们这本书里绝大部分内容就是在解决这个问题。

时机

营养、能量，涉及的问题是"吃什么""吃多少"。而时机，则是指能量和营养物质的摄入时间节点，这也很重要。它是用来回答"什么时候吃"的问题。

简单举个例子，我们都知道，增肌需要摄入更多蛋白质，但蛋白质的摄入时机，同样影响增肌的效果。过去我们比较关注增肌者蛋白质的每日需要量，现在研究则更关注摄入的时机。

较新的研究证实，增肌者每日的蛋白质摄入建议分为 3~4 次。同时，睡前 1~3 小时的蛋白质补充，对增肌效果有显著的帮助。这就是说，蛋白质的摄入量不变，但什么时候吃就很有讲究。

蛋白质的摄入有很多特殊的节点和时机，碳水化合物和其他很多微量营养素的补充也一样。总之，想要健身效果好，我们不仅应该关注吃什么，还应该关注什么时候吃。

简单介绍了健身营养的三个"金原则"，做好这三件事，基本上就解决了健身营养方面的所有问题。本书也是围绕这三个"金原则"来讲的。

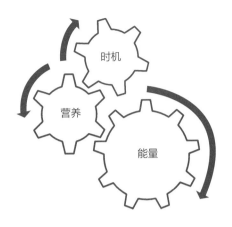

下面,关于能量,介绍一些最基本的知识,这对理解和学习书中内容非常重要。

在健身领域,能量就是我们平时说的热量。我们吃东西会摄入热量,生理活动(心跳,呼吸等)、运动和日常活动则会消耗热量。

最常用的热量单位是千卡(kcal),但国际通用的热量单位是千焦(kJ)。我们买的加工食物,包装上印的热量单位就是千焦。

【知识点】

千焦换算成千卡,需要除以 4.184。简化处理的话,千焦变千卡,除以 4 就可以了。比如100kJ,近似的等于 25kcal。

食物是我们获取热量的来源。在食物中含有热量的营养素，只有蛋白质、碳水化合物、脂肪这三种。酒精也能给我们提供热量，但是酒精不属于营养素。健身人群是明确不建议饮酒的。

我们现在计算食物热量，一般是按照 1g 脂肪 =9kcal，1g 蛋白质 =4kcal，1g 碳水化合物 =4kcal，这个系数叫"阿特沃特系数"。关于阿特沃特系数，我们应该知道两件事。

第一件事，这个系数实际上是个平均值。比如，不是所有脂肪的热量都是 9kcal/g。按照美国权威的食物能量数据，肉蛋类中的脂肪，热量高一点，大概是 9.03kcal/g。植物中的脂肪热量低一些，大概是 8.37kcal/g。平均一下按 9kcal/g 来算。

碳水化合物和蛋白质的情况也类似。比如都是碳水化合物，葡萄糖的热量其实就比淀粉低一点。

第二件事，这个系数是食物在体内提供的净能量值，不是食物自然含有的所有热量。食物在体外燃烧，热量还要更高。比如蛋白质，在弹式测热计（测量食物热量的仪器）里燃烧，平均热量是 5.56kcal/g，但吃到肚子里，就只能提供平均 4kcal/g 的热量。

但有人说，我们吃东西，不能按照 4kcal、4kcal、9kcal 这个系数来计算，因为还有"消化吸收率"的问题。有些人消化吸收不好，食物吃进去，热量就不是4kcal、4kcal、9kcal了。这当然不对。因为这个热量系数，已经考虑过健康人对食物消化吸收能力的差别了。

食物吃进去，人体不可能把它们百分百全部消化吸收。也就是说，食物在消化吸收的过程中，我们不能完全获得其中的热量。但只要是健康人，都能获得当中绝大多数热量。

一般认为，健康人对碳水化合物的消化吸收率是97%，脂肪是95%，蛋白质是92%。同样，这些消化系数也是平均值。拿蛋白质来说，高纤维的植物蛋白消化吸收率较低，比如豆类只有78%，而肉类等动物来源的蛋白质，平均消化吸收率能达到97%。

我们平时吃混合食物，整体消化吸收率一般能达到96%~97%，已经非常高了。所谓"吸收特别好"的体质，不可能多吸收多少，而"吸收特别不好"的体质，也不会少吸收多少。

上面说的是能量摄入，而能量消耗方面，人体每天的能量消耗，主要分为三个方面：基础代谢率、食物热效应、活动热消耗。

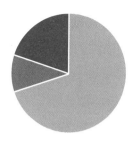

■ 基础代谢率 ■ 食物热效应 ■ 活动热消耗

每日热量消耗组成

其中,食物热效应我们不用管,它比较复杂,而且在健身实践里面用处也不大。我们只说一下基础代谢率和活动热消耗。

在这里,我们甚至可以假设,人每天的热量消耗只有基础代谢率和活动热消耗两个方面,这样便于我们理解和处理健身能量方面的问题。

先说基础代谢率。

有些人认为,基础代谢率就是人一天基本消耗的热量,只要不去健身房运动,消耗多少都算基础代谢率,其实这是不对的。实际上,你这一天里上班下班、喜怒哀乐、刷牙洗脸上厕所、说话打喷嚏挠痒痒,这些事情消耗的热量都不能算在基础代谢率里。

什么叫基础代谢率? 就是维持人最基础的生理活动需要的热量(比如维持体温,维持心跳、呼吸,维持肝脏、肾脏等器官和细胞的代谢）。简单地说，就是让你活着需要的热量，其他一切的额外消耗都不能算进去。

我们也可以这样理解：假设人一天的热量消耗是一部手机一天的用电量，那么基础代谢率就是手机完全不使用，待机一天需要的电量。

当然，讨论每天热量消耗的组成部分，叫"基础代谢率"就不准确了，应该叫"基础代谢值"，但为了方便读者理解，我们还是用大家最熟悉的"基础代谢率"这个词。

影响基础代谢率最主要的三个因素：**年龄、性别、瘦体重**。

总的来说，年龄越大，基础代谢率越低；男性基础代谢率比女性高；瘦体重越大，基础代谢率越大。

【知识点】
瘦体重就是指除去绝大多数脂肪后身体所剩的重量，主要是肌肉、骨骼、内脏和器官等的重量。

年龄

从人生命中的第二个 10 年开始到第七个 10 年，

基础代谢率每 10 年下降 1%~2%。什么原因？一般认为这跟瘦体重的下降、衰老引起的代谢减缓、内脏和脑重量的下降都有关系。

性别

女性基础代谢率明显低于男性。你可能觉得这跟肌肉含量有关，因为很自然，男性肌肉一般比女性多。但有些研究发现，即便去掉了肌肉含量的影响因素，女性的基础代谢率还是要比男性大约每天低 100kcal。也就是说，女性的基础代谢率怎么都比男性低，目前也说不清这是为什么。

瘦体重

很多人认为只有肌肉的多少影响着基础代谢率，实际上肌肉含量只影响 50% 左右，内脏和器官的重量，也是一个重要的影响因素。老年人和某些生病的人，内脏器官会萎缩，这对基础代谢率会有不小的影响。

热量摄入太少，内脏器官重量也会减少，引起基础代谢率下降。营养方面，影响内脏器官重量的最主要因素是蛋白质。蛋白质营养不良，会明显引起内脏萎缩，重量下降，进而降低基础代谢率。

相对基础代谢率,活动热消耗就简单得多,除了我们平静躺着的时候,身体任何活动或运动消耗的热量,都属于活动热消耗。

比如你正在读一本书,坐着的时候部分肌肉需要紧张,这就会消耗能量。手拿着书,手臂肌肉需要紧张,也要消耗能量,甚至思维活动消耗的能量,都属于活动热消耗。

自然,我们有意识安排的运动消耗的热量,也属于活动热消耗。

1.3 减脂和增肌的热量管理

首先说减脂。

减脂相对简单一些,减脂时的热量摄入如何安排,主要需要考虑以下几个方面。

1. 减脂效果。

2. 瘦体重的保持。

3. 热量缺口是否可持续保持(防止反弹)。

简单解释一下。首先,减脂时一定要有热量缺口,也就是说,我们摄入的热量一定要比消耗的少,这样才能有效地减少脂肪。热量缺口太小,减脂效果难以保证,过小的热量缺口,可能都无法平衡热量摄入上的误差。

但是,如果热量缺口太大,则可能在减脂过程中瘦体重减少过多,比如减脂时丢肌肉,这是减脂人群不愿看到的。热量缺口太大,必然需要采用极端的饮食控制和增加热量消耗的手段,这样的减脂方式自然难以长期坚持,减脂反弹率就会明显提高。

所以,一般建议减脂时热量缺口安排在每天500kcal比较合理。当然,这是针对纯减脂的人群,也就是,这不包括增肌者减脂的情况。增肌者减脂时,热量缺口要更小一些。

体重基数比较大的纯减脂者,热量缺口也可以稍微提高,但一般不建议超过每天1 000kcal。

请注意,本书中的建议,一般按照三类人群区分:纯减脂者、不考虑减脂的纯增肌者、在减脂期的增肌者。

恰当的热量缺口也可以用体重的减少速度来衡量和控制。对于纯减脂者来说,体重平均每周下降0.5~1kg是合适的,低于或者超过这个速度都不是非常理想。除非你要在短期内快速减脂,或者有其他特殊的需要。

我们再说增肌者,增肌者的热量需要量因这两种情况而有所不同:一种是纯增肌者,一种是减脂期增肌者。

区别这两种情况,是因为增肌和减脂固有的矛盾。减脂需要热量缺口,但纯增肌的最好局面则是有热量盈余。用大白话来说,想减肥(不管是增肌人群还是普通人)当然需要少吃,但想要最大化增肌就要适当多吃,摄入的热量比消耗的多。

当然,如果热量缺口合理,训练者在减脂的同时也可能获得一定量的肌肉增长,只是无法做到最大化增肌。而且,减脂增肌同时进行的大前提,是训练者还有增肌潜力。

所以,纯增肌者想要最大化增肌,就要增加足够的热量摄入。但增肌者要减脂的时候,必须制造恰当的热量缺口。

这个热量缺口需要很恰当,目的是既能让增肌者有效减脂,也起码能保持住肌肉。显然,对于增肌者来说,保持肌肉的需求比纯减脂者更重要。

好了,我们先说纯增肌者的热量需要,也就是增肌者不考虑减脂,在没有大量有氧运动的情况下,想要达到最大化的增肌效果,需要每天额外多摄入多少热量(做多大的热量盈余)呢?

一般建议,纯增肌者每天额外摄入 500kcal 热量就可以了,这比我以前的建议量要高,因为这 500kcal,包括了运动训练等因素所增加的热量消耗。

当然,这只是一个常规的建议,因为每个人的增肌潜力不一样,所以在这个问题上,一个对于所有人来说都"通用"的答案是不存在的。

比如,A 训练者天赋较好,8 周内就能增加 1kg 肌肉,B 训练者 8 周最多只能增加 0.3kg 肌肉,那么 A 每天需要的热量盈余当然就要比 B 高。

我们没法知道每个人的增肌潜力,一般来说,每天 500kcal 热量盈余的建议能满足绝大多数增肌者的需要。

说到这里,有的人可能会好奇,我们增长 1kg 肌肉,到底需要额外多摄入多少能量呢?

如果不考虑训练消耗的热量,增长 1kg 肌肉需要的热量,主要分为两部分:合成肌肉的"材料热量"和合成肌肉本身的热量消耗。其中,合成肌肉本身的热量消耗是"大头",因为人体合成 1g 肌肉,就需要消耗 5~8kcal 热量。总的算下来,增长 1kg 肌肉,需要 1 100~1 300kcal 热量。

注意，不是 5 000~8 000kcal 热量，因为肌肉当中有很大比例的水分。

我们接下来再说增肌者减脂时的热量摄入建议。一般建议，增肌者减脂时，每天制造 200~300kcal 热量缺口就可以了，不建议太大。

精确计算热量摄入和消耗比较复杂，所以，衡量增肌者的热量摄入是否合适，还可以用体成分法，也就是用身体成分的变化，来衡量增肌或减脂效果。

在纯增肌期间，如果脂肪也增加了，那么一般说明热量摄入是充足的。如果纯增肌期间，增肌者脂肪减少了，那么说明很可能热量摄入不足。所以，纯增肌者，理想的情况是在增肌时脂肪也稍微有所增加，这样起码说明，你的热量摄入不存在不足的问题。

【知识点】

你可以在纯增肌期间，定期测量（通常每 3~7 天）腰围或身体固定位置皮下脂肪的厚度（使用皮尺和脂肪卡尺），如果发现很缓慢的增长，这是相对比较理想的（纯增肌时完全不增脂肪当然最理想的，但是在实际操作中很难实现）。

有人觉得,增肌时必须大量增长脂肪,人必须先吃胖才能增肌,这当然是不对的,这只是"老派"增肌者想当然的错误观念。

增肌时大量增长脂肪,虽然能说明热量摄入是充足的,但是这种过分充足完全没必要。反过来,高体脂率还可能会带来雌激素水平的提高和雄激素水平的降低,不利于增肌。

对于在减脂期间的增肌者,体重的下降速度控制在每周不超过 0.3kg 为宜,这通常意味着肌肉量得到了比较好的保持。

【能量补给站】

纯减脂者,每天热量缺口建议为 500kcal。

纯增肌者,每天额外摄入热量建议为 500kcal。

增肌减脂者,每天热量缺口建议为 200~300kcal。

理想的纯减脂速度,每周体重降低 0.5~1kg。

增肌者减脂速度,建议每周不超过 0.3kg。

1.4 你躺着消耗什么

你躺着消耗什么？这个问题恐怕很多人答不上来，而答案可能也出乎很多人的意料，那就是：人躺着，主要消耗脂肪。

很意外对吧！很多人可能都会想，难道躺着就是减肥的最好方式？

当然不是。

人躺着主要消耗脂肪，只是消耗脂肪的比例大，不代表消耗脂肪的绝对值大。躺着的时候，人的热量消耗很小，即便大部分的热量消耗是脂肪提供的，所消耗的脂肪总量还是少。运动的时候，消耗脂肪的比例虽然小，但是总量增加了，所以更有利于减肥。

这类问题，属于生物能量代谢方面的，就是解决我们运动或者不运动的时候，身体用什么东西来提供能量的问题。

比如，什么运动消耗糖？什么运动消耗脂肪？蛋白质在什么情况下会参与供能？增肌训练时身体使用什么能量物质？纯力量训练又使用什么能量物质？……

从营养学角度讲，"糖"和"碳水化合物"是一回事，"糖类"还要更严谨一些。本书中有些地方用"糖"或"糖类"，有些地方用"碳水化合物"，两者没有本质的区别。

所以，我们要想知道怎么运动最减肥，增肌训练应该补充什么，想学习健身营养的安排和补充剂的使用，当然就需要先了解一些生物能量代谢的基础知识。

接下来，我们就用最通俗的方法，给大家讲一些必要的生物能量代谢的基础知识。

首先，给我们身体提供能量，或者给运动提供能量的物质主要有四种，其中的三种我们之前讲过，那就是蛋白质、碳水化合物、脂肪。

而第四种是一个我们平时很少接触的"生面孔"，叫"磷酸肌酸"（做力量训练的人一般都熟悉肌酸，我们可以粗略的认为，磷酸肌酸跟肌酸基本是一种东西）。

所以，我们这里要清楚，日常提供我们身体所有能量消耗（包括不运动或运动时）的物质只有四种，分别为：蛋白质、碳水化合物、脂肪、磷酸肌酸。

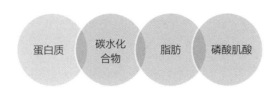

当然,有人可能会说,ATP 也能提供能量,但 ATP
不算主要的能量物质,因为它的储量太少。人体使用
能量,都是现用现合成 ATP。关于 ATP,大家可以阅
读这一章的选读内容来做一个基本的了解。

蛋白质、碳水化合物、脂肪、磷酸肌酸这四种物质,
平时是怎么被利用的呢? 宏观地讲,我们首先要先明
确以下两点。

1. 这四种能量物质,几乎无时无刻不是被人体同
时利用的。

很多人觉得,我们对能量物质的利用是有顺序的。
甚至有的高中生物老师和一些医生也这么说,他们说,
我们身体是先消耗糖,再消耗脂肪,脂肪消耗完了再消
耗蛋白质。

其实这是完全不对的。

我们的储存脂肪,主要是在皮下和内脏,这些地方
脂肪的储量基本无上限,也就是说,人类几乎可以无限
制地储存脂肪。

即便是普通身材的人,身体里也有十几千克的储

存脂肪,如果这些脂肪都拿来给运动提供能量的话,可以跑步 100 多个小时(脂肪能储存大量能量,1kg 人体储存脂肪就能提供 7 000~8 000kcal 热量)。所以,基本可以认为,人体脂肪储存的能量,用于运动是永远也用不完的。

甚至有很多研究报告称,解剖因饥饿而死的人,死者身体里往往还有一定量的储存脂肪。人饿死的原因,往往并不是储存脂肪耗尽,而是储存蛋白质等的大量耗竭,或重要营养物质的严重缺乏。

如果人体真的是先消耗脂肪再消耗蛋白质的话,那么人体蛋白质将几乎永远不会被消耗,这显然是不符合真实情况的。

所以,人体几乎在所有时候,能量物质都是被同时利用的,纯粹消耗某一种能量物质的情况几乎不存在。只不过,不同情况下能量物质的利用比例有差别。

2. 运动时,这四种能量物质怎么利用,主要跟运动强度有关。

我们已经知道,四种能量物质基本都是同时被使用的,只是比例上有差别。也就是说,有的时候可能碳水化合物被利用的比例大一些,有的时候脂肪被利用的比例大一些,有的时候则可能磷酸肌酸供能比例很大。

我们不考虑不运动的情况，主要讲一下运动时能量物质的利用。

总体来说，运动时，运动强度越高，碳水化合物消耗越多，运动强度越低，脂肪消耗越多。而在运动强度特别高的时候，磷酸肌酸供能的比例就会非常大。

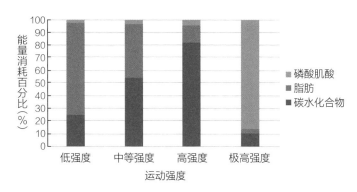

运动时能量物质消耗情况示意图

能量物质的利用还跟运动时间有关，运动时间越长，脂肪消耗的比例越大，糖类消耗比例越小。

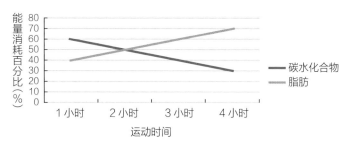

中等强度运动时运动时间与能量物质利用情况示意图

下一节,我们会详细讲一下能量物质消耗的具体情况。但请注意,蛋白质作为能量物质利用的比例一般很小(而且蛋白质的利用更复杂),我们主要的能量物质还是碳水化合物、脂肪、磷酸肌酸。所以,接下来讨论能量物质的利用时,先不讨论蛋白质。

1.5 运动时能量底物的利用

我们先讲一下有氧运动和无氧运动。

很多人都知道有氧运动和无氧运动,但是如果细问到底什么是有氧运动? 什么是无氧运动? 可能就回答不上来了。

一般来说,大家普遍认为,跑步、骑车、跳操之类的运动是有氧运动,力量训练则是无氧运动。

但我想问,同样是跑步,400 米跑也是有氧运动吗? 100 米短跑呢? 力量训练里面,仰卧起坐属于有氧运动还是无氧运动呢?

准确地说,有氧运动,就是运动的时候,肌肉用有氧代谢的方式提供能量的运动。有氧代谢时,能量物质需要跟氧气发生反应来提供能量。无氧运动的时候,肌肉则用无氧代谢的方式来提供能量。无氧代谢时,能量物质不需要氧气,可以直接产生能量。

所以,大家思考一下,有氧代谢和无氧代谢,哪种产生能量速度快?当然是无氧代谢,因为不需要氧气参与这一步骤。

比如磷酸肌酸供能就是典型的无氧代谢方式,只需要一步化学反应就能产生能量。而糖的有氧氧化,需要十几步化学反应,产生能量的速度要慢得多。

于是,当人体在短时间里需要大量能量时,身体就会用无氧代谢的方式来提供能量,这样提供能量的速度很快。反过来说,当人体需要的能量比较少,身体就会用有氧代谢的方式,"慢慢悠悠"地提供能量。

拿跑步来说,判断是有氧运动还是无氧运动,要看跑得多快。跑步速度越快,运动强度越高,单位时间里需要的能量就越大。

比如 400 米的跑步速度很快,一般就属于无氧运动了(无氧运动的比例很大),有氧代谢提供的能量供不上使用。而 100 米跑,更是短时间内需要巨大的能量,所以几乎属于纯无氧运动。

慢跑时,单位时间里需要的能量比较少,有氧运动提供能量也可以满足需要,所以有氧代谢的比例很大,其中只有小比例的无氧代谢,这种运动一般称为有氧运动。

力量训练,通常要使用很大的力量,所以单位时间内需要的能量也很大,一般是以无氧运动为主。

但是,如果一个训练老手做仰卧起坐,一次能做几百个,这种情况下,仰卧起坐对于这个人来说,运动强度就比较低了,甚至主要用有氧代谢的方式也够提供能量。所以,仰卧起坐在有的时候也有可能是以有氧运动为主。

那么,碳水化合物、脂肪、磷酸肌酸这三种能量物质,哪些能通过有氧代谢产生能量? 哪些能通过无氧代谢产生能量呢?

答案

碳水化合物,可以通过有氧代谢产能,也可以通过无氧代谢。脂肪,只能通过有氧代谢产能。磷酸肌酸,只能通过无氧代谢产能。

上一节我们讲过,运动时能量物质的利用跟运动强度有关,运动强度越高,碳水化合物被利用的比例就越大,脂肪被利用的比例越小,现在我们就知道是为什么了。

脂肪只能通过有氧代谢产能,也就是说,只能在运动强度比较低的时候提供能量。运动强度高的时候，就需要无氧代谢来提供能量，身体就只能使用碳水化合物。在运动强度特别高的时候，身体则需要大比例使用磷酸肌酸供能。

给大家具体排个顺序，碳水化合物、脂肪、磷酸肌酸三种能量物质，它们提供能量的速度，从最快到最慢，依次是磷酸肌酸——碳水化合物无氧酵解——碳水化合物有氧氧化——脂肪有氧氧化。

不同供能物质每分钟所能提供的最大能量

供能物质	磷酸肌酸	碳水化合物无氧酵解	碳水化合物有氧氧化	脂肪有氧氧化
每分钟提供能量最大量	58kcal	36~54kcal	约18kcal	约9kcal

但是仍然要强调，所有能量物质，在同一时刻里基本都是被同时利用的，只有利用比例上的差别。

举几个例子方便大家来理解。

◆ 磷酸肌酸供能

100米跑、举重，这种在短时间内需要巨大能量的极高强度运动，主要是磷酸肌酸供能。

磷酸肌酸供能，特点是非常快。但是它也有缺点，就是供能虽然快，但提供能量的时间短。一般来说，磷酸肌酸供能只能够持续6~8秒。当然，6~8秒也不是绝对的,9秒就不行了吗?当然不是。每个人的磷酸肌酸储量不一样,利用的时候情况也不一样。所以这个时间肯定也是有差别的,但总的来说时间都很短。

磷酸肌酸供能时间很短,是因为肌肉里这种能量物质的储量很有限,只够使用很短的时间。

肌肉里的磷酸肌酸提供能量,把它储存的能量使用完,之后需要一段时间再次"充电"(从肌酸"恢复"成磷酸肌酸),就又可以为肌肉收缩提供能量了。

很多人都喜欢力量举,力量举训练的时候,使用的重量一般比健美训练要大(建议达到2~6RM,有时候甚至用1RM来训练),这种训练就是磷酸肌酸供能比例非常大的运动。

所以,力量举这类提高最大绝对力量的训练,组间休息时间都比较长,一般建议是2~5分钟。需要这么长的组间休息时间,就是为了给磷酸肌酸再"充电"提供足够的时间。

◆ 碳水化合物无氧酵解供能

比磷酸肌酸提供能量速度慢一点的是碳水化合物的无氧酵解。无氧糖酵解,一般可以维持30~60秒,最多2分钟左右的全力运动,之后就无法继续下去了。

无法继续下去的原因跟磷酸肌酸不一样，磷酸肌酸供能只能维持几秒钟，是因为磷酸肌酸储量少。但无氧糖酵解有时间限制，是因为这个过程产生了大量酸性代谢产物，肌肉中的 pH 下降，使这个反应需要的酶无法继续保持活性了。

我们平时做增肌训练，每一组一般为 30~60 秒力竭，所以增肌训练，主要的能量来源就是碳水化合物的无氧酵解。

我们也能感受到，增肌训练一组做到最后，伴随着肌肉的酸痛灼烧感，力量就使不出来了，这就是因为肌肉代谢产物堆积，pH 下降，使得糖酵解无法继续。

增肌训练需要的组间休息时间通常较短，一般建议是 30~90 秒。在这段时间里，肌肉内的酸性代谢产物被迅速清除（进入邻近非工作的肌肉细胞和血液），于是肌肉又可以提供足够的收缩力完成下一组训练了。

当然，增肌训练时通常也要使用一些磷酸肌酸，这跟使用多大训练负荷有关系。

◆ 碳水化合物有氧氧化供能

碳水化合物有氧氧化供能速度排名第三，在较快速跑步的时候（如马拉松的前半程），主要就是用这种方式提供能量。

◆ 脂肪有氧氧化供能

供能速度最慢的就是脂肪的有氧氧化,一般做强度比较低的运动时,主要依靠脂肪供能,比如快走、慢跑等。

我们上一节讲过,运动时能量物质的消耗还跟运动时间有关,运动时间越长,脂肪消耗的比例一般越大。原因很简单,因为我们身体的碳水化合物储量(肌糖原、肝糖原)有限,当碳水化合物消耗的差不多了之后,脂肪氧化的比例就"被迫"提高了(当然,这时身体无法保持之前的运动强度)。

同样,低强度运动主要的供能物质是脂肪,但不代表低强度运动就是减肥的最好方式。上文提到,躺着的时候脂肪供能比例更大,但是躺着显然不是减肥的最好方式。

低强度运动,热量消耗总量少。而且,也并非直接消耗脂肪才叫减肥,就算是完全消耗碳水化合物的运动照样可以减肥。这个问题我们会在后面展开讲。

1.6 跑步到底会不会"丢肌肉"

最后,我们说一下蛋白质的供能。蛋白质的产能利用比较复杂,有的氨基酸可以直接在肌肉里氧化利用,有的氨基酸需要先变成葡萄糖来氧化供能。

人体氧化利用蛋白质,主要是"消耗"我们的肌肉。因为人体不会储存多少游离氨基酸,我们储存氨基酸的主要方式,就是肌肉蛋白质。

所以,蛋白质被氧化消耗,确实相当于"丢肌肉"。

很多人都强调跑步可能会丢肌肉,这么说固然没错,但绝不意味着只有跑步才可能丢肌肉,难道骑自行车就不会丢肌肉了吗?

有氧运动,不管是跑步、骑车还是别的什么运动方式,都有可能丢肌肉。首先,只要是运动,就会消耗一定量的蛋白质(通常比不运动时多一点),只不过一般来说比例很小,中等强度运动时,时间不太长的话,蛋白质供能的比例一般只有 2%~5%。

65% 最大摄氧量运动 1 小时三种能量物质的供能比例

性别	能量物质		
	脂肪	蛋白质	碳水化合物
男	24%	5%	71%
女	38%	2%	60%

上表为 65% 最大摄氧量运动 1 小时(相当于中等强度跑步 1 小时),能量物质的供能比例。蛋白质的供能,男性为 5%,女性为 2%。用热量消耗计算一下,男性大约消耗了 10g 蛋白质。

假设这些蛋白质全都来自肌肉,那么 10g 蛋白质"相当于"我们身上的多少克肌肉呢?肌肉内蛋白质的含量大概是 25%~30%。所以,10g 蛋白质大概来源于 30~40g 肌肉。

也就是说,我们中等强度跑步 1 小时,可能会消耗 30~40g 肌肉,消耗还是不少的。

女性的肌肉消耗则少一些,大概消耗 10~12g。由于女性的生理特点,在运动时氧化蛋白质的比例就是要比男性少。

这是跑步 1 小时的情况,如果继续运动,蛋白质的供能比例还会大幅度上升。长时间中等强度以上的运动,运动后期蛋白质供能的比例会非常高,有的能达到

10% 以上。

所以,长时间中等强度以上的运动是非常消耗肌肉的。当然,运动引起的肌肉消耗,在运动后营养和热量充足的情况下一般会补回来。但是,假如没有注意营养补充,情况又是另一回事。或者正在减脂期间,营养和热量很有可能不充足,就真有可能出现消耗了的肌肉补不回来的情况。

那么,运动时怎么才能让蛋白质氧化的比例小一些呢? 也有办法,那就是补糖。因为,当我们身体储存的糖类消耗殆尽的时候,蛋白质的氧化比例就会提高。补充外源性糖类,可以延缓运动时储存糖类的消耗。

运动中补糖,对减少肌肉蛋白质降解(保护肌肉)有非常明显的作用,这已经是运动营养学界的普遍共识。

【知识点】

补糖的方法:建议在运动时,匀速摄入碳水化合物比例为 5%~8% 的运动饮料,总量约每小时600ml。

如果你不打算在有氧运动时补糖，那么做中等或以上强度的有氧运动时，一次运动的时间不要太长，一般控制在半小时以内最为稳妥。如果每天需要做更多有氧运动，那么可以分多次完成。

　　运动超过半小时才能减脂，这是彻头彻尾的伪科学。

【能量补给站】

从预防有氧运动"丢肌肉"的角度讲，如果运动中不补糖，中等或以上强度的有氧运动，一次持续时间不要超过 30 分钟。

选读内容:ATP 的形象讲解

ATP 几乎是所有细胞活动需要的直接能量来源,肌肉收缩的全过程也都需要 ATP(包括肌肉的舒张过程)。

我们平时说的能量物质(蛋白质、脂肪、碳水化合物、磷酸肌酸)给我们提供的能量,并不能直接被我们利用。这些能量物质里的能量,都要先"转化"成 ATP,再用 ATP 来提供给身体能量。

举个例子,蛋白质、碳水化合物、脂肪等物质里面的能量,就好像黄金,ATP 好像钞票。黄金有价值,但是我们日常生活中买东西,不能直接用黄金,必须把黄金换成钞票。

ATP 的化学名字叫三磷酸腺苷。我们怎么理解这个名称呢,请重点关注"三磷酸"。三磷酸代表 ATP 有三个磷酸根,或者叫三分子磷酸基团。每一个磷酸基团上,都带有能量。在生物能量学里,一说到"磷酸",往往就代表它有能量。

比如我们上面讲过的磷酸肌酸 "充电",其实就是让肌酸变成磷酸肌酸的过程。有了磷酸,肌酸变成了磷酸肌酸,就又可以为肌肉收缩提供能量了。

我们可以把三磷酸腺苷里的"腺苷"理解为一个空盒子,磷酸理解为电池。那么 ATP 就是一个装了三块电池的盒子。这三块电池有能量,所以 ATP 带着能量(这种说法虽然不严谨,但可以帮助我们理解)。

ATP 在释放能量的时候,就是从盒子里往外扔电池,扔掉一块电池,就释放一次能量。ATP 是"三磷酸腺苷",三个电池,扔掉一块电池,释放了一部分能量,剩下两块电池,就叫"二磷酸腺苷"——ADP,扔掉两块电池,就叫"一磷酸腺苷"——AMP。

一般来说,ATP 释放能量,就是一个 ATP 扔掉一块电池,释放一部分能量,变成一个 ADP。这个过程释放的能量,就能被我们使用。ADP 有两块电池,如果再给它一块电池,ADP 还能变回ATP,这个过程就叫"ATP 的再合成"。那么这个电池里的能量是从哪里来呢? 它们都来自脂肪、糖、蛋白质、磷酸肌酸这些能量物质。再合成 ATP 的过程是随时发生的,我们不可能先合成一大堆ATP 存着,因为我们的身体里储存不了太多 ATP,ATP 都是现用现合成。

也就是说,扔电池、充电恢复这个过程,在我们身体里是不停地循环进行的,所以,我们时刻都需要能量物质。

能量物质合成 ATP 的过程叫"磷酸化",通俗的说就是能量物质变成 ATP 的过程。

磷酸化有两个途径:有氧代谢和无氧代谢。

我们平时总是说,利用糖来提供能量,或者利用脂肪来提供能量,这个"提供能量"的过程,就是磷酸化的过程,也就是合成 ATP的过程。

用无氧代谢的方式来充电,一般就叫"底物磷酸化",用有氧代谢的方式充电,就叫"氧化磷酸化"。

健身，
要学会操纵身体中的水分

2.1 为什么说"肌肉是水做的"

肌肉是什么？很多人觉得肌肉就是蛋白质。蛋白质的确是构成肌肉的重要物质，但如果从构成比例上看，应该说肌肉中还是水分多。

换个角度来理解这个问题。有句话叫"女人是水做的"，其实从科学的角度讲，相对女性而言，男性的身体含水率一般更高。也就是说，男人才是水做的。

男性含水率高，就是因为男性的肌肉含量通常大于女性，脂肪含量通常少于女性。充分水合的肌肉，其中 75% 都是水,而脂肪中只有约 10% 的水分。肌肉多,脂肪少,身体的含水率当然就高。

我们在讨论增肌的时候,特别容易忽略肌肉里的水,而仅仅喜欢专注于肌肉里的蛋白质。理解"肌肉就是水"这句话,有助于我们纠正这个偏差。

这一章,我们主要讲体液、电解质和增肌的关系。简单地说,就是教大家怎么让更多的水进入肌肉,这样不但能使肌肉更饱满,还会刺激肌肉中蛋白质的合成。而对于肌肉外面的水,则教大家怎么让它适当少一点,这样肌肉线条会更明显,尤其在健美比赛备赛的时候。

另外,我们还会讲到水的补充,因为即便是力量训练,如果水摄入不足,也会影响训练效果(我们通常只关注耐力运动者的补水问题,其实这是错的)。

读完这一章,你会了解下面这些重要的知识。

➢ 什么是体液?

➢ 什么是电解质?

➢ 什么叫渗透压?

➢ 怎么让"皮下水分"尽可能少一点?

➢ 怎么做才能"爆血管"?

➢ 怎么快速增长 4kg 肌肉?

➢ 为什么说区别"肌浆肥大"和"肌质肥大"没什么

意义?

> 别人的肌肉饱满充盈,你的干干瘪瘪,怎么办?

> 健美备赛"充碳"的正确方法是什么?

> 健美训练需要额外补充钠吗?

> 健美备赛怎么排钠?

> 力量训练如何补水?

好了,我们先说体液,也就是我们身体里的水。人身体里的水都储存在哪儿? 这里我们会涉及两个最重要的名词:**细胞内液和细胞外液**。

我们都知道,人体是由细胞组成的,很简单,细胞里的水,就是细胞内液。

肌肉也是由细胞组成的,毫无疑问,肌肉细胞里的水分也属于细胞内液。肌肉细胞里的水越多,肌肉细胞就越膨胀,肌肉整体就显得越饱满,这是我们最希望看到的。

身体中所有细胞里的水都属于细胞内液,但我们是讲增肌,主要考虑的就是肌肉的大小。所以在这里,我们可以假设,身体中只有肌肉这一种细胞。于是,下文中一说到细胞内液,大家就可以把它直接理解为"肌肉细胞里的水"。这样的假设,有助于我们把复杂的知识简单化,更快把握其中的主要逻辑。

身体内细胞跟细胞之间是有空间的,这个空间不是"干干的",也都充满了液体。这些液体在细胞外面，就是细胞外液。

特别要注意，这类在细胞之间的细胞外液，因为充盈在细胞间的空隙里，所以更准确地说，它们属于细胞外液里的"细胞间液"。

我们身体里还有一种细胞外液，就是血液（注意，准确地说是血浆，但是说"血液"更有助于大家理解这一章的知识，所以下文中都使用"血液"，而不是"血浆"），显然，血液也是在细胞外面，只不过它在血管里流动。

人体的水，其中 2/3 是细胞内液，细胞外液占 1/3。细胞外液又包括细胞间液体和血液，其中，约 80% 是细胞间液，20% 是血液。

细胞内液

细胞间液（80%）

血浆（20%）

为了更形象地理解体液，我们可以把人体想象为一个瓶子，瓶子里面装了不少水，接着，我们再往瓶子里放一串葡萄。

瓶子是我们的身体，里面的葡萄就是身体里一个一个的细胞，而葡萄跟葡萄之间的枝，就是血管网。

瓶子里面的所有水，无论是瓶子里原来的水，还是葡萄里和葡萄枝里的水，都是人体的体液。

其中，葡萄里的水就是细胞内液。葡萄枝里的水（我们想象它里面是中空的，有液体流动，实际上也确实如此）就是血液。而葡萄外面，瓶子里原来的水，就是细胞间液。

其实，我们的身体，原本就是泡在细胞间液里的细胞和血管。

细胞间液、细胞内液、血液这三种水，彼此之间都可以相互交换，从彼流到此，从此流到彼。怎么交换？简单地说，要看各种液体的浓度。

假设细胞外液浓度高，细胞内液浓度低，水就会从细胞内往细胞外跑，让两者的浓度平衡。这就好像，假如我们往瓶子里放点盐，瓶子里的水变成盐水，那么里面的葡萄会怎么样？葡萄会萎缩、干瘪、脱水，这就是细胞间液和细胞内液的水分交换。

这地方我们讲一个名词，叫"渗透压"。渗透压，我们可以把它简单地理解为一种体液的浓度。

比如说细胞外液渗透压高,就是说细胞外液的浓度高,细胞外液此时就是高渗液体。反之,则叫渗透压低,细胞外液就叫低渗液体。身体里的水,会从低渗液体往高渗液体里跑。

那么,有人可能要进一步问,我们体液的渗透压是怎么来的呢?很简单,体液的渗透压,就是看这种体液里有多少"水以外的东西"。这就好像,盐水的浓度,就是看水里有多少盐一样。

人体里调节体液浓度的物质,主要是电解质。细胞内、细胞外,哪种液体里电解质多,哪种液体的渗透压就高,水就往哪种液体里跑。

这里引出了电解质的概念。

什么叫电解质?用教科书的方法讲很复杂,我们一切从实用出发,只需要把电解质理解为我们体液里溶解的矿物质就行了(这虽然不是非常严谨,但便于我们理解)。

电解质的种类有很多,我们这里讲最主要的两种:钠和钾。

钠,我们很熟悉。我们吃的盐,主要就是氯化钠。人体中的钠,主要的来源是盐。

我们身体中不同体液里含有的电解质不一样。钠主要在细胞外液里,是细胞外液里最主要的电解质,而细胞内液里最主要的电解质是钾。

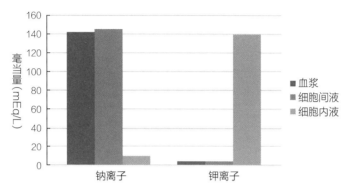

不同体液里钾钠含量示意图

这也就是说,细胞外液的渗透压,主要靠钠来调节。于是,当我们盐吃多了,钠摄入就多,细胞外液渗透压就会升高。

细胞外液渗透压提高,水就会从细胞里往细胞外跑,人就会出现一种状态,也就是老百姓通常说的"皮下水肿",身体肿肿的。

当然,身体会调节电解质的平衡,这时候,身体会想办法把多余的钠排出去,重要的排钠手段就是排尿,需要用到肾脏。

所以,肾脏健康的人,就算钠吃多了也不怕,只会出现暂时水肿,很快把钠排出去就好了。但有肾脏疾病的人，会经常出现水肿，皮肤一按一个坑，这就跟排钠能力差有关。

对于增肌者来说，我们希望"皮下"不要水肿，这样我们的肌肉线条看起来就更明显，肌肉更漂亮。尤其对于参加比赛的选手来说，备赛时一件重要的事就是排钠，让身体暂时的钠储存量减少，来脱干所谓的"皮下水分"。

而细胞内液主要的电解质是钾，如果钾足够多，细胞里的液体多，细胞就会充盈饱满。

好了，我们这里用最通俗简单的逻辑，介绍了关于体液和电解质的基础知识。下面，我会告诉大家，在实际健身中如何利用这些知识。

2.2 所谓"肌浆肥大"算不算长肌肉

通过上面的叙述，我们可以形象地认为肌肉就是水。所以，肌肉的大小，跟肌肉里的含水量有很大关系，这叫"肌肉的水合程度"。肌肉里水分充足，叫水合程度好,反过来,是水合程度差。

当然,这不是说肌肉蛋白质就不重要,肌肉蛋白质毕竟是肌肉的基础,只不过,肌肉体积里面,贡献更大的是水。

这里需要强调的是:增肌这件事,绝大多数人理解为是增加肌肉蛋白质,这本身没错。但增肌,其实也包括肌肉内水分的增加,这一点被大多数人忽视了。

我们的肌肉就好像一个个灌水的气球(严格地说,气球应该代表肌原纤维,而不是肌纤维,但这里,我们也可以把它理解为肌纤维),增加气球的数量,当然可以让肌肉变得更大。但如果往每个气球里灌更多水,肌肉也能变得更大。

而且,肌肉蛋白质的大量增加,在短时间内很难做到,增加肌肉蛋白质是一个缓慢的过程。但是肌肉中的水分,可以在很短的时间里快速且明显的增加。

在过去,有一种说法叫"肌浆肥大不算增肌"。肌浆,就是肌肉里的液体。这种说法是说,如果肌肉增大是因为肌肉里液体增多了,这种增肌就不算真的增肌,而只有肌肉蛋白质增加,才是真的长久稳定的增肌。

这么说当然不对,而且很愚蠢。

实际上,"肌浆肥大""肌质肥大"这些概念,早就被主流运动医学界评价为傻气十足的观点。给肌浆肥大和肌质肥大分个高低,轻视肌浆的增多,对增肌者是一种严重误导。

首先,我们决不能说,肌肉里的液体就不是肌肉,只有干物质才是肌肉。

大众容易觉得,水不算"真东西",只有实实在在的固体才是真实的。但实际上,液体也是实实在在的物质,你能说液体是不存在的吗?水是人体最重要的组成成分,我们能说,身体里的水就不是我们身体的一部分吗?

其次,很多人觉得肌肉里水分增加是不稳定的,今天增加了明天就没了。其实,只要肌肉细胞内环境合适,我们做好"维护",肌肉里增加的水完全可以被稳定地留下来。

而且,你以为肌肉蛋白质增长了,就是稳定不变的吗?

肌肉干物质,虽然是固体,给人一种"实际存在"的感觉,但实际上它也是可以随时被分解的。我们在第一章,就讲到过肌肉蛋白质分解的话题。热量或营养不足、过量有氧运动,都会让肌肉分解。增肌者,通过训练让肌肉蛋白质增多,客观地讲也只是暂时的。如果停止训练,甚至训练稍微不足,增大的肌肉蛋白质很快会分解消失。

我们练出来的好身材并不是永恒的，哪怕是肌肉蛋白质增加了，也不能一劳永逸。人的肌肉蛋白质和肌肉里的水一样，都是动态的存在。

一般来说，如果一个部位的肌肉停训超过 7~10 天，训练增大的那部分肌肉蛋白质就开始（注意是开始）分解（肌肉蛋白质净分解），肌肉蛋白质就会减少。

肌肉是能大量消耗能量的组织，身体不会"养活"不需要的肌肉，这是进化赋予我们的生存策略。

不保持有效的训练，不给肌肉足够的"压力"，身体就会觉得那些增大的肌肉是不需要的。

所以，任何忽略肌肉水分，而单纯强调肌肉蛋白质的观点，都是片面的。

但是，肌肉蛋白质的增加和减少，的确要比肌肉水分的增加和减少慢。相对来说，肌肉蛋白质确实更有"实在"的感觉，但这也仅仅是相对而言。

再次强调，我反对的是忽略肌肉水分的重要性，仅认为肌肉干物质才是肌肉的偏颇观点，而不是说肌肉水分比肌肉干物质更重要。

2.3 怎么通过操纵水分让肌肉变得更大

通过操纵水让肌肉变大，就是要学会三件事。

第一，平时不要让肌肉脱水（水合程度明显降低），状态变差。更重要的是，不要让肌肉因为脱水，影响了肌肉蛋白质的增长，因为肌肉细胞水合程度跟蛋白质合成或分解代谢有关。

第二，平时要注意控制"皮下水分"，让肌肉线条处于一个相对较理想的程度。

第三，必要的时候（如参加健美比赛前）要学会让肌肉尽可能地快速"充水"，快速增大。因为在这个时候，想短期大量增加肌肉蛋白质已经是不可能的了。

我们一件一件地讲。

首先，如果肌肉细胞水分较多，充盈饱满，我们的肌肉看上去当然更好看。但是，肌肉细胞水合程度好，绝不仅仅是肌肉好看这么简单。

通俗地说，在肌肉细胞充盈，水合程度好的时候，会刺激肌肉细胞蛋白质合成,抑制分解。相反,当肌肉细胞缺水,干瘪萎缩,则会刺激肌肉细胞蛋白质分解,抑制合成。

这就是说,肌肉细胞水分多,肌肉细胞蛋白质就会合成、增大。细胞水分少,肌肉细胞蛋白质就会分解、萎缩。这是通过细胞感受器对蛋白质合成分解代谢的调控来实现的。

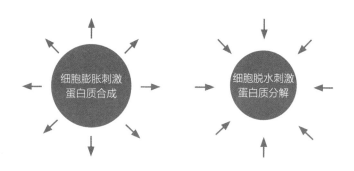

增肌训练讲究代谢产物的堆积,讲究"泵感",其实也有这方面的考虑。肌肉细胞充水膨胀,哪怕是短时间的,也可能有效刺激肌肉细胞蛋白质合成的增加。

注意,泵感并不是充血,其实"充"的是水。肌肉细胞内代谢产物堆积,造成肌肉细胞内渗透压升高,水分增加。

那怎么让肌肉细胞水合程度好,细胞充盈饱满呢?读完第一节,你们应该已经知道了,那就是要让肌肉细胞里的液体渗透压提高,让水往肌肉细胞里面"跑"。

钾是细胞内液的主要电解质,肌肉细胞当然也不例外,所以,保持肌肉细胞良好的水合程度,首先不能缺钾。

一般来说,正常的饮食不太容易造成钾缺乏,但有些健身者希望保持较低的体脂率,长期饮食摄入不足,则有可能相应地出现钾摄入不足的情况。

而且还有不少人,喜欢依靠低碳水甚至生酮饮食来健身,想要用这种极端的饮食方式来保持低体脂率。低碳水或极低碳水饮食对减肥来说有一点点优势,那就是在减肥的前几个月里,减肥速度稍微快一些,尤其是减体重的速度。但从长期看,这类方法并没有什么优势,反倒是会因为不均衡的饮食结构,带来很多隐患。

而且,对于健身人群来说,这种饮食方式几乎拒绝了食物中的谷物、豆类、水果,再加上有很多健身者不爱吃蔬菜迷信肉食,于是,这种饮食就有出现钾摄入不足的风险。

因为,钾含量较高的食物,主要是豆类、水果和蔬菜,动物性食物里钾含量一般不高。

常见高钾食物中的钾含量

食物	钾含量 (mg/100g)	食物	钾含量 (mg/100g)	食物	钾含量 (mg/100g)
黄豆	1 503	金针菜	610	鲜蘑菇	312
红芸豆	1 215	花生	563	菠菜	311
赤小豆	860	马铃薯	342	香蕉	256
绿豆	787	鲤鱼	334	菜花	200

另外,健身者如果运动量大,出汗较多的话,也会有不少钾通过汗液丢失掉,这让原本就因饮食摄入钾不足的情况雪上加霜。

所以,从钾营养的角度考虑,健身者应该注意均衡、足量饮食,动物性食物要有,植物性食物也要有,可以有意识的摄入一些钾含量高的食物,且并不建议健身者长期低碳水或极低碳水饮食。

让肌肉细胞充盈饱满,除了满足钾营养之外,还要注意肌糖原和肌酸储量充足。肌肉细胞里肌糖原的储量,与肌肉细胞的饱满度关系很大。

肌糖原就是储存在肌肉细胞里的碳水化合物。肌糖原储量充足,肌肉细胞就更饱满。健美比赛备赛时"充碳",就是在往肌肉细胞里超量储蓄肌糖原。

肌肉内肌糖原的储量,主要取决于饮食中碳水化合物的摄入量,低碳水饮食,可以迅速降低肌肉内肌糖原的储量。

在这方面,很多增肌训练者也有切身体会。如果几天不吃主食等高碳水食物,碳水摄入减少,肌肉就会显得干干瘪瘪的。恢复碳水摄入,或者高碳水摄入,肌肉就会很快膨胀充实起来。

所以,不管是从钾的方面考虑,还是从肌糖原的反面考虑,增肌人群都应该摄入充足的碳水化合物。

最后,肌酸也是调节肌肉细胞内渗透压的重要物质。关于肌酸,我们之后会专门讲,在这儿只需要知道,有效补充肌酸后,肌肉细胞内肌酸储量增加,会使肌肉细胞内的水分明显增加。

肌酸是为数不多的明确有效的运动补充剂,一般来说,增肌者都应该规律补充肌酸,在训练周期内,保持肌肉内肌酸基本饱和。

以上内容讲的是增肌者"操纵水"的第一点——保持良好的肌肉细胞水合程度。

保持肌肉良好的水合程度,要注意钾的营养水平。同时,不建议使用低碳水饮食或生酮饮食。

增肌者"操纵水"的第二点,就是平时应该注意控制"皮下水分",让肌肉线条处于一个相对较理想的程度。这就要求增肌者保持适量的钠摄入,但要避免高钠摄入。

现代人的日常饮食,往往是高钠饮食,盐吃得太多。盐是钠的主要来源,高盐饮食会让我们摄入过量的钠。

对健身人群来说,一直强调清淡低盐饮食。低盐饮食不仅能直接减少皮下水分潴留,让肌肉线条更明显,还非常有助于减肥,降低体脂率。

低盐饮食之所以有助于减肥,主要有两个原因。

1. 虽然盐本身没什么热量,但是高盐饮食,重口味的食物,会刺激人的食欲,增加人的热量摄入。

2. 高盐饮食,跟高糖、高脂饮食一样,都容易造成饮食成瘾。饮食成瘾是造成肥胖的一个非常重要的相关因素,甚至可能导致暴食症。

但是,有人可能觉得,健身人群在训练时,会不会因为流失了很多钠,而需要高盐饮食呢? 甚至,有些人在力量训练后还专门补钠,其实没有必要。一次60~90 分钟的增肌力量训练,并不会让我们的电解质大量流失,除非训练环境温度很高,训练时非常大量的出汗。

所以,运动是否会大量流失钠,关键看运动时是否大量出汗。只要健身人群运动或训练时不经常且不大量的出汗,那么平时一般没有必要刻意高盐饮食,更不需要刻意补充钠。偶尔出汗多的话,适当补充一些含钠的电解质饮料就可以了。

2.4 健美备赛"充碳"到底怎么"充"

增肌者"操纵水"的第三点,是在必要的时候,比如参加健美比赛前,学会让肌肉尽可能地快速"充水",增大肌肉体积。

大家读了前面的内容已经知道,让肌肉"充水",就是增加肌肉细胞里水以外的东西,这主要是指钾、肌糖原、肌酸。

其中,肌糖原是关键,因为它在肌肉内的含量可以大幅度提高。

很多人在备赛时喜欢吃钾补充剂,这一般没必要。大多数食物里都含有钾,只要在备赛期间没有极低热量饮食,并且食物当中有一定量的水果、蔬菜和豆类

（如红豆），那么一般钾的摄入量就是基本充足的。

当然，如果使用利尿剂大量排尿，或者出现呕吐、腹泻、大量出汗等情况，要考虑额外补充钾。

而肌酸，增肌人群一般都会规律补充，所以在备赛时，增肌者肌肉内肌酸水平通常都比较理想。除非是平时完全不补充肌酸的，在备赛期间建议合理补充，使上台前肌肉内肌酸水平能够达到饱和。因为在摄入肌酸的过程中，可能出现少量细胞外液的增加，所以肌酸补充建议在赛前 2~3 天停止。

这里我们主要讲一下肌糖原的超量储存，对于增肌人群来说，就是讲一下"充碳"的方法。

在健美、健体圈子里（不乏大量优秀健美运动员及明星健美运动员），对"充碳"普遍存在错误的理解。甚至很多人在比赛上台前大约 1 小时才开始"充碳"，吃冰激凌、汉堡等食物。

首先，这时候吃再多的碳水化合物，也来不及了。上台前 1 小时吃东西，上台时食物还在胃里，还没来得及消化吸收，能有什么用呢？

其次，肌糖原的合成速度比较慢，一般以"天"为单位。比如运动后肌糖原的恢复，一般要在运动后 24 小时才能完成（这还是在碳水化合物饮食配合得好的情况下）。

最后，汉堡之类的食物含有大量钠，这是赛前的饮食的大忌，会造成细胞外液水分增加。

钠吸收的速度远比肌糖原合成快得多。

虽然说，血液也是细胞外液，吃钠会使血液量增多，血管显得更饱满，但是，在细胞外液里血液只占约20%，大量钠还是留在了细胞间液里面，也就是健美选手最怕的"皮下"。

充碳，就是往肌肉里"填充"尽量多的肌糖原。肌糖原在肌肉里能结合 3~4 倍的水（因人而异，也有人不到 3 倍），所以会让肌肉显得充盈饱满。

普通人身体里肌糖原储量不算多，但是，健美运动员肌肉量大，肌糖原基础储量自然会多一些。肌糖原可以超量储存，一般来说，翻一倍是可以做到的。假如基础储量是 0.5kg，翻一倍就是 1kg，附带储存 3 倍水分，加起来一共是 4kg。这 4kg 东西，都在你的肌肉里面，补得好，等于多了 4kg 肌肉（这是理想的情况，但是只要做得好，在实践中也容易实现）！

肌糖原超量储存，最早用于有氧耐力运动员。有氧耐力运动员非常珍惜身体中的糖类储存，如果糖类储存多一些，那么他们的运动能力就更强，这对于提高运动成绩来说至关重要。

关于肌糖原超量储存，有一个非常经典的实

验——单腿单车,了解这个实验可以说明很多问题。

　　让实验被试者,用一条腿蹬功率自行车,另外一条腿休息。运动的方式是一次一次地做较高强度的间歇运动,直到达到极限程度,基本蹬不动了为止。我们知道,这时代表运动腿相关肌肉中的肌糖原基本耗尽。接下来的 3 天,让实验被试者摄入大量的碳水化合物,最后对比运动腿和非运动腿股四头肌里面的肌糖原水平。

　　实验发现,运动腿的股四头肌里肌糖原储量远远高于没运动的那一条腿,我们看下面的图。

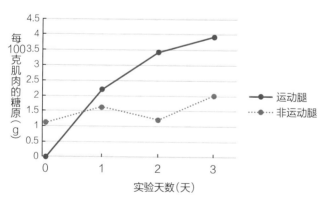

运动腿与非运动腿股四头肌肌糖原含量示意图

运动腿的股四头肌肌糖原储量比不运动腿高很多，是不运动腿的两倍，是不运动腿初始情况的四倍。这首先告诉我们，肌糖原能够超量储存。

虽然这个实验结论很令人振奋，但肌糖原超量储存的量因人而异。

肌糖原是怎么超量储存的呢？从这个实验看，先大量消耗肌肉里的肌糖原，再采用高碳水化合物饮食就可以做到。而且，超量储存的过程一般比较长，看图可知，之后的3天，运动腿的肌糖原储量一天比一天高。

此外，实验发现，运动哪块肌肉，哪块肌肉里的肌糖原会更明显的超量储存。当然，不运动腿的肌肉，在高碳水饮食的情况下，肌糖原储量也能提高，而且提高的也不少，基本上3天下来也提高了将近1倍。

最后必须强调，饮食对于肌糖原耗竭之后的超量恢复非常重要，饮食一定要高碳水。

总之，经典的肌糖原超量储存的套路就是：先让肌糖原耗竭（运动消耗肌糖原，或运动消耗加上低碳水饮食），之后持续高碳水饮食。这样，肌糖原就会超量恢复，比以前更多、更明显地储存到肌肉里。

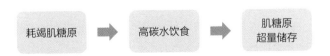

当然,耐力运动营养领域的肌糖原填充方法有很多,时间有长有短,饮食和运动也有一定的差异,这里不赘述,我们主要讲健美比赛前"备赛充碳"建议怎么做,这种方法大大简化了肌糖原超量储存的步骤,也更适合健美运动者使用。

具体建议如下。

基本上,充碳在赛前 1 周内进行比较好,充早了,训练又会消耗肌糖原,充晚了则可能时间不够。虽说也有快速充碳的方法,但是毕竟还是稳妥一点好。

充碳第一步,就是尽可能消耗肌糖原,我们采用低碳水饮食加高强度短时间运动的方法。

采用高强度短时间运动,而不是中等强度长时间运动来消耗肌糖原,是因为虽然中等强度长时间运动会消耗更多肌肉,但是适合耐力运动员,不适合健美运动者。从肌糖原超量储存的效果上看,高强度短时间的运动效果也不错。

高强度短时间的运动,一般是指 150~200 秒力竭的运动。也就是说,用非常高强度的运动,让一次运动只能维持 150~200 秒就力竭,无法继续了,比如奋力蹬踏固定自行车。

当然,运动方式可以多种多样,并没有什么限制(前提是保证安全)。肌糖原超量储存的原则,是运动哪部分肌肉,哪部分肌肉超量储存效果更好,所以充碳的高强度运动,要尽可能的包括上肢和下肢。比如上肢,可以用战绳或者"手臂自行车"训练器来完成。

赛前1周的前3天

运动方面　建议对全身肌肉,进行150~200秒力竭的高强度运动,每部位肌肉每天重复2~3次。另外,日常力量训练和有氧运动都建议保持。

饮食方面　尽可能减少碳水化合物摄入,同时在饮食热量不超标的情况下提高蛋白质的摄入量。基本上就是把以前的碳水化合物换成蛋白质。高蛋白饮食是为了抵消低碳水造成的可能的肌肉丢失。当然,这时的脂肪摄入量一般都控制在极低的程度。

这是充碳过程中消耗肌糖原的过程,是充碳的准备阶段。

赛前1周的第4、5、6三天

这段时间是充碳过程中高碳水饮食过程,也就是肌糖原填充阶段。这个阶段,要求高碳水饮食,同时运动和训练做一些调整,尽量减少运动消耗的肌糖原。

饮食方面　碳水高到什么程度,针对有氧耐力运动员,肌糖原超量储存一般要求每天达到8~10g/kg,

甚至更高(这期间运动员是没有运动的)。大家不要大惊小怪,对于熟悉运动营养学的人来说,这是常见的摄入量。

对于健美备赛选手,要考虑备赛时特殊的热量摄入要求和对钠的控制(摄入碳水的同时也难免摄入一些钠,绝大多数食物里都含有钠),一般建议,健美备赛充碳的高碳水饮食阶段,每天碳水化合物摄入量达到5~7g/kg就可以了。

这个阶段,为了满足高碳水饮食,甚至可以适当提高整体食物热量(超量摄入的碳水化合物只会超量储存在肌肉和肝脏里,不会变成脂肪),而且蛋白质摄入量要给碳水化合物"让位",脂肪更建议降到最低。

运动方面 中等或以上强度的有氧运动应该停掉,换成低强度有氧运动,减少肌糖原的消耗(还记得运动时能量物质利用的规律吧!)。力量训练建议保持,但应该适当提高负荷,减少组数,也就是说,用更重一点的重量,减少一些组数,这同样是为了减少肌糖原的消耗。

比赛当天

上台前一般建议吃适量碳水,饮食包含碳水化合物和蛋白质。

肌糖原消耗阶段		肌糖原填充阶段
饮食:极低碳水、高蛋白、低脂肪。 **运动**:高强度短时间运动。有氧运动、力量训练保持。		**饮食**:高碳水(5~7g/kg)、适量蛋白质、极低脂肪。 **运动**:低强度有氧运动、力量训练(提高负荷、减少组数)。

关于充碳,再强调一下充碳期间碳水化合物摄入的时机和种类。

1. 时机 分为日常基础饮食和力量训练后饮食。也就是说,除了平时吃饭,力量训练后是一个特殊的碳水化合物摄入时机。众所周知,运动训练后补充碳水化合物,对肌糖原快速合成非常重要,这可能是因为肌糖原消耗激活了糖原合成酶。

> 肌糖原合成的一项经典研究称,运动训练后的第一个两小时内立即补充碳水化合物,肌糖原合成速率明显较高,可达到每千克湿重 7.7mmol/h,之后减慢至通常速度 4.3mmol/h。

2. 碳水化合物的种类 日常饮食碳水建议补充中或高 GI 碳水化合物,训练后建议补充高 GI 碳水化合物(关于碳水化合物的 GI,见第 4 章内容)。

2.5 力量训练怎么精确补水

我们都知道,脱水对运动能力影响很大,但很多人觉得这主要是针对有氧耐力运动者来说的,力量训练不用多喝水。其实,脱水也会造成肌肉力量的下降,对力量训练和增肌产生影响。

有数据表明,在因流汗而丢失身体 1.5% 水分的情况下(这种脱水还不算严重),力量训练者卧推的最大重量会明显下降。而且,脱水还会造成皮质醇水平的升高,睾酮水平的降低。

【知识点】

睾酮我们很熟悉,是促进肌肉增长的合成代谢激素,皮质醇则是促进肌肉蛋白质分解代谢的激素。

增肌,我们通常希望睾酮水平高一些,皮质醇水平低一些,这是一种更有利于肌肉合成代谢的激素局面。最后,缺水还会降低肌肉合成肌糖原的能力,并且减缓氨基酸进入肌肉细胞的速度,影响肌肉蛋白质的合成。

所以,在训练前、训练中和训练后,我们都建议训练者有意识地补水。训练前补水,为训练提供充足的水分储存,训练中和训练后补水,为肌肉的合成提供充足的水。

力量训练前、中、后,也要注意补水。

这时有人会想,我渴了马上喝水,是不是就可以了? 这样想就错了。

首先,口渴是一种滞后反应,只有细胞已经失水,才会刺激细胞感受器,神经系统才会告诉我们该喝水了。而且,不同的人口渴反应的敏感程度也不一样,有很多人,身体已经明显脱水,但还是感觉不出口渴。

用口渴作为运动补水信号是错误的。运动补水,不要等口渴,不渴也要自觉喝水。

而且,补水,也不是马上补马上就能见效果,因为人体吸收水的速度是有限的。别以为水喝进肚子里,就是被吸收了。

比如胃,一般接受水的速度是 1L/h。也就是说,假如你出汗丢失水的速度比这个速度更快，你就算不停地喝水，也赶不上丢失的速度，你永远在逐渐缺水。别觉得惊讶，在有氧耐力比赛时这是非常常见的情况。

所以，人在明显脱水之后，都要补一段时间水才能把水彻底补回来。有数据显示，身体失水超过体重3%时再补水，要花费16~24小时才能把这些水补回去。假如你第二天有力量举比赛，如果头一天晚上大量出汗脱水，就算及时补水，到比赛时你的水分也可能还没完全补回来。

总的来说，如果你有力量训练，建议训练前3~4小时就要开始有意识的多喝水，喝到尿液清亮为止。训练时，建议以1L/h的速度补充水。训练后也要注意多喝水，保持尿液不发黄。

而且，补水的速度，还看我们喝的是什么液体，这要看补充液体的渗透压。习惯上，把与血浆渗透压一样的液体，叫等渗液体，比血浆渗透压高的叫高渗液体，低的叫低渗液体。

高渗液体的浓度比血液高，喝进去之后短时间内会感觉更渴，因为液体经过肠道的时候，水会从血液进入肠道。而浓度较低的低渗液体从肠道进入血液的速度要快一些。

典型的高渗液体就是高浓度的糖水或盐水，还有可乐、果汁、高糖饮料、啤酒等。运动补水,应该避免喝这些东西。建议喝等渗液体或轻度低渗液体,比如大多数运动饮料,白开水也是不错的选择。

最后,我们来说一下饮水的安全性。

有的人说,不是有所谓的"水中毒"吗?这是不是意味着人不能多喝水呢?当然不是。

其实说水中毒,并不是真的喝水喝得太多,而是喝了大量的不含钠的水。

比如夏天运动出汗很多,丢失了很多钠,这时候如果再喝巨量的不含钠的水,细胞外液就会被"稀释",渗透压变得很低。于是,水就会往渗透压相对高的细胞里去,引起细胞水肿。

我们身体里很多细胞可以耐受水肿,但是有些细胞水肿是很危险的,比如脑细胞。脑细胞水肿,颅压明显升高,严重时可以致命。

所以,"水中毒"并不是说水本身有问题,水中毒是低钠血症,钠多少的问题。很多伪科学宣传,为了吸引大众眼球,曲解水中毒的含义,说只要多喝水人就会中毒,很多人还信以为真。

其实,健康人群适当多喝水完全没问题,反倒是长期喝水太少,会增加一些疾病的发病风险,比如尿道感染、肾结石、便秘、心脏问题等。

【能量补给站】

力量训练补水建议:训练前 3~4 小时开始多喝水;训练中,以每小时 1 升的速度喝水;训练后,也要有意识的适当补充水分。

选读内容：备赛排钠——加压素与醛固酮

我们讲一下"备赛排钠"，主要涉及两种跟水盐代谢有关的激素——加压素和醛固酮。

先说一下加压素（ADH）。加压素也叫抗利尿激素，一听名字就知道，加压素是保存水的。抗利尿，通俗地理解就是少排尿，肯定是保水。

加压素的"压"，我们可以理解为血压（其实这么理解并不很准确，但是很通俗）。身体中水少了，血量肯定减少，血量减少血压降低，这时加压素分泌增加，尿量减少，促进水的重吸收，增加血量和提高血压。

还有一个重要的调节水盐代谢的激素就是醛固酮。醛固酮是肾上腺皮质分泌的一种激素，所以也属于肾上腺皮质激素。我们熟悉的糖皮质激素，就是皮质激素（主要就是皮质醇）。糖皮质激素，顾名思义是调节糖代谢的。醛固酮也叫"盐皮质激素"，是调节盐代谢的。醛固酮的作用跟加压素差不多，也是保水，让人少丢失水。

醛固酮的另外一个主要作用是保钠，让身体中钠的排出量减少，重吸收增多。排钠主要靠排尿，但是身体对钠是有调节的，当钠摄入减少时，身体为了保钠，会让尿液里钠的排出量减少。

如果钠摄入量明显减少，醛固酮就会发生作用，让肾脏尽可能少排钠。这时候就算排尿多，尿里的钠也很少。

所以健美运动员赛前喝大量纯水，通过多尿来排钠，也要看在什么时候喝，如果已经断盐好多天了，这时候喝水意义也不大了。这种时候如果要排钠，就要靠出汗。汗液排钠平时不是"主力"，但在这时很有用。

当然,高钠摄入的时候,身体中钠的排出量会增加,醛固酮的作用会减弱。所以很多人备赛时先使劲吃盐,然后猛然断盐,就是想利用身体多排钠的"惯性"。理论上说,这样会稍微有助于排钠。

有一些治疗心脏病的药物,比如普萘洛尔,作用是抑制醛固酮的分泌。因为醛固酮还有一个作用是降低血钾,这类药抑制醛固酮的分泌,能提高血钾,对一些心脏疾患是有好处的。

所以有些选手备赛时也会吃这类药物,抑制醛固酮分泌,促进排钠。但是能不能给备赛帮上忙并不清楚,这里不建议备赛时吃任何药物。

同样,治疗高血压的一些药物,也是通过醛固酮发挥作用的,比如螺内酯。螺内酯就是醛固酮的拮抗剂。醛固酮作用被抑制,多尿多排钠,这样对降血压有好处,也能改善水肿。健美运动员也有吃这类药物的。而且,醛固酮还有让钾从血浆进入细胞的作用,理论上说,这对肌肉饱满度有好处。

但是,备赛期间运动员本来就断盐低钠,再吃拮抗醛固酮的药,就会增加低钠血症的风险。所以,这里给大家提个醒,备赛不要乱吃各种药物,否则很容易出问题。

备赛排钠,建议还是通过减少钠摄入为主,必要的话,可以适当地多喝水达到利尿排钠的目的,或通过适量排汗来排钠。

一般来说,上台前3~5天开始断盐就可以了。断盐要求,一切含盐的东西都不能吃,盐、酱油不用说,味精、鸡精和一些调味料里也都含有大量盐,这些东西也不能吃。

大多数食物里都有钠,所以就算不吃盐,食物的选择也很重要。拿碳水化合物的来源来说,红薯的钠含量就要比土豆高很多,不建议赛前吃。红豆钠含量很低,又有较高的钾,蛋白质含量高,脂肪含量很低,非常适合赛前吃。

各种食物的钠含量数据,建议大家参考《中国食物成分表》,吃的时候做到心里有数。

断盐的同时,要喝不含钠的水,瓶装纯净水、蒸馏水都可以。有人说只能喝蒸馏水,其实这是不懂备赛饮水的原理。

断盐期间,原则上可以用适当多喝纯净水和适量蒸桑拿的方式促进排钠,但是一定要谨慎使用,警惕发生低钠血症的风险。

一切的基础
——蛋白质

3.1 你需要重新认识蛋白质

健身人群说得最多的饮食营养种类可能就是蛋白质了,但是你真的了解蛋白质吗?

如果问蛋白质究竟是什么? 很多人都会首先想到:肌肉是由大量蛋白质构成的。所以人们喜欢说,肌肉是大厦,蛋白质就是砖头,只有肌肉才需要蛋白质,身体别的地方不需要。

于是有不少人觉得,不增肌的人就不需要蛋白质。甚至还有这样的传闻:不健身、不运动的人吃蛋白粉,身体是没办法利用这些蛋白质的,会伤肾。这些当然都是错误的观点。

任何人都需要蛋白质,就算是卧床的老人也一样。我国对健康的非运动人群的蛋白质建议摄入量为1g/kg,也就是说,一个体重为80kg的人,不运动也不做体力劳动,每天也需要约80g的蛋白质。如果这些蛋白质只通过鸡蛋来提供,需要吃约13个鸡蛋。

蛋白质的建议摄入量是按照人的体重来计算的,而不是肌肉重量,这也说明不是肌肉才需要蛋白质,蛋白质绝不仅仅是构成肌肉的砖头那么简单。

蛋白质是一种生物大分子,除了是构成肌肉的主要物质,也就是刚才说的"砖头"之外,还是很多生物活性物质的成分,比如我们身上很多酶、抗体和激素,都是蛋白质。举个最简单的例子,我们携载氧气的血红蛋白,就是蛋白质,这个东西我们一刻也不能缺少。

另外,蛋白质对维持体液平衡也很重要,蛋白质营养严重不良会造成水肿,这主要跟血液里蛋白质含量下降有关。另外我们摄入的蛋白质还会有一定比例用来提供能量,不管运动或不运动都是如此。

可以说,人体几乎每个地方都需要蛋白质。体重大的人,哪怕是肥胖人群,脂肪多肌肉少,蛋白质的需要量也会比一般人多一些。

增肌者需要更多蛋白质摄入，这是众所周知的事。但就算对于减肥的人来说，不管运动还是不运动，也都需要大量蛋白质，甚至，越是希望快速减肥的人，蛋白质的需要量还要越高。这是因为，越快速的减肥，就越需要通过高蛋白的摄入来保持肌肉。

蛋白质对减肥主要有以下四点好处。

1. 蛋白质虽然也能变成脂肪，但实际上，蛋白质非常不容易让人长胖。原因很复杂，当我们增加蛋白质摄入量后，身体会自然增加蛋白质的氧化。而且，蛋白质转化为脂肪，也需要"浪费"大量能量。

2. 蛋白质能刺激身体产热，通过产热身体会消耗大量热量，我们来看一个实验。

本次实验分为实验组和对照组，实验组为高蛋白饮食，按每千克体重 2 克蛋白质摄入，对照组则采用普通蛋白质饮食。实验报告显示，实验组受试者所产生的体热辐射是对照组的两倍！而且，实验组这种强生热效应一直延续到餐后 4~5 小时，对照组只能延续 1~2 小时。

还有一些研究发现，高蛋白质引发的生热效应持续的时间更久，能达到 7~9 小时！

3. 蛋白质能产生较强的饱腹感，延缓进食间隔和减少进食量,自然控制热量摄入。

4. 高蛋白质饮食,非常有助于在减肥期间保持肌肉。

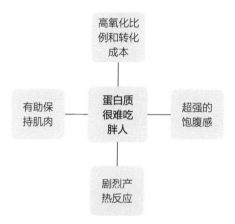

所以,高蛋白饮食,对减肥者来说非常重要。甚至可以认为,高蛋白是减肥饮食中最重要的一环。

我们来全面讲讲关于蛋白质的知识,读完这一章你会了解下面这些重要的知识。

➢ 氨基酸的基本结构?

➢ 什么是"必需氨基酸"?

➢ 为什么说蛋白质"有毒"?

➢ 怎么避免蛋白质的"毒性"?

➢ "横纹肌溶解症"是怎么回事?

➢ 为什么多吃碳水化合物就可以少吃蛋白质?

➢ 植物蛋白质不应该算进一天的蛋白质里吗?

➢ 怎么搭配蛋白质才更有效?

➢ 常见食物的蛋白质含量是多少?

➢ 蛋白粉可以用热水冲吗?

➢ 减肥应该怎么摄入蛋白质?

➢ 增肌应该怎么摄入蛋白质?

➢ 摄入蛋白质的时机怎么影响增肌?

➢ 高蛋白饮食会伤肾吗?

➢ 关于蛋白质有哪些常见伪科学?

3.2 吃氨基酸,就像打麻将

我们先简单说一下氨基酸的基础知识。

大家都知道,蛋白质是由氨基酸构成的,氨基酸就是构成蛋白质的基本材料。打个比方,如果蛋白质是一个个英文单词,那么氨基酸就是从 A 到 Z 的 26 个字母。而正确的字母组合,就产生了一个个富有含义的单词。

19世纪初人类才发现了氨基酸,20世纪初有了必需氨基酸这个概念。什么叫必需氨基酸?就是说,有那么几种氨基酸,人体不能合成,必须从外界获得,也就是必须从食物中获得。

人体需要的氨基酸大约有20种,其中的一大部分,身体可以合成。另外8种氨基酸,身体合成不了,或者合成能力有限(对成年人来说),所以,这8种氨基酸就必须通过食物来获取,它们就叫必需氨基酸。

对成年人来说,8种必需氨基酸是:亮氨酸、异亮氨酸、缬氨酸、赖氨酸、蛋氨酸、苏氨酸、色氨酸、苯丙氨酸。其中前三种,就是我们熟悉的支链氨基酸(BCAA)。

必需氨基酸是怎么被发现的呢?据说因为那时候有学者发现,用胶原蛋白作为唯一的蛋白质来源喂养小鼠,小鼠体重减轻,越来越瘦,最后死了,所以提示胶原蛋白里面缺少一些维持生命活动必需的氨基酸。通过这件事,我们也能更好地理解必需氨基酸中的"必需"两个字。

当然,我们同时也知道了,胶原蛋白是一种不理想的蛋白质,其中缺乏一些必需氨基酸。

除了胶原蛋白之外,绝大多数食物蛋白质都含有8种必需氨基酸。食物蛋白质吃进去,被我们身体分解成氨基酸吸收,这些氨基酸,在我们的身体里,可以再组合成蛋白质。

人体的蛋白质不止一种,有组成肌肉的蛋白质,血液里的蛋白质,皮肤里的蛋白质,蛋白质激素等等,每一种蛋白质,"长得"都不一样。

"长得"不一样是说这些蛋白质的氨基酸构成都不一样。我们前面举了个例子,说氨基酸就好像英文字母,各种蛋白质好像一个个英文单词,正确的字母排列,就组成了一个个有意义的单词。每一种蛋白质,就是一个"单词"。

假如单词"nutrition"是一个蛋白质,这个蛋白质需要两个字母"n",哪怕此时有再多的其他字母,只要缺一个 n,就构不成这个单词,这个蛋白质就无法合成。

所以,氨基酸构成蛋白质也有点像打麻将,所有的牌需要凑成一幅才行,缺了任何一张都不可以。

3.3 什么情况下氨基酸会变成"毒素"

氨基酸是一种比较复杂的营养素,它跟脂肪、碳水化合物不一样,里面含有一种特殊的元素——氮。

脂肪、碳水化合物,都是由碳、氢、氧三种元素组成的,只有蛋白质,里面除了这三种元素之外,还有氮。氮,在人体里有潜在的毒性。

所以,虽然蛋白质是人体不可缺少的营养,但有时候,它也不是一种"清洁"的东西。那么,在什么情况下,氨基酸会变得"有毒"呢?

要想弄清这个问题,我们要先用最简单的方法(不是绝对严谨,但是够帮助我们理解氨基酸的基本问题),讲一下氨基酸的基本结构。关于氨基酸更深入的知识会在这一章的选读部分里进行讲解。

我们可以简单地认为氨基酸是由两个部分组成的,一个部分叫"氨基",一个部分叫"碳骨架"。其中的氨基里含有氮元素,所以它是氨基酸里的"有毒"部分。而碳骨架，只有碳、氢、氧三种元素，跟构成碳水化合物和脂肪的元素一样，所以，它能用来合成碳水化合物或脂肪，当然，也能用来提供能量。蛋白质可以提供能量其实就是蛋白质里的氨基酸供能，更进一步说，就是氨基酸里面的碳骨架变成能量被我们利用了。

氨基 + 碳原子骨架

一个包括氨基和碳骨架两部分的完整氨基酸，可以被人体完整利用，合成肌肉、组织、酶、激素等，这时的氨基是没有"毒性"的。但如果身体需要把氨基酸分解，拆成氨基和碳骨架，那么含氮的氨基对身体就有毒性了。

理想情况下，身体不希望把氨基酸拆开用。一方面氨基酸不容易获得（总体来说，食物中蛋白质含量相对较少），拆开就没有氨基酸的功能了，只能当作碳水化合物或脂肪来使用，是一种浪费。另一方面，拆开的氨基酸，里面的氨基还是一种有毒物质，身体必须把它们处理掉。怎么处理？有一部分用来合成新的非必需氨基酸。而其他没法利用的氨基，只能排出体外，这需要先在肝脏里把氨基变成尿素，再由肾脏排出，增加了肝肾的负担。

那么,什么情况下身体需要把氨基酸分开呢?

1. 摄入蛋白质过多,使得摄入的氨基酸多余,身体利用不了时。

2. 摄入的碳水化合物太少时。

3. 能量摄入太少时。

4. 做过量有氧耐力运动时。

3.4 可怕的"横纹肌溶解症"

结合具体应用,我们分别讲一下身体需要拆开氨基酸的四种情况。

第一种,蛋白质摄入过多时。

我们每天都会摄入一些蛋白质,这些蛋白质分解成氨基酸被人体吸收,其中一部分被完整利用。如果氨基酸摄入较多,还有剩余,这些剩余的氨基酸基本不会被人体储存,需要把它们处理掉。处理的方式,就是把它们拆开变成氨基和碳骨架。其中的氨基,除了少量能被我们利用,多数会被转运到肝脏变成尿素,最后由肾脏通过排尿液排出。

而剩下的碳骨架怎么利用？主要有以下三种途径。

1. 合成新的氨基酸。身体能合成非必需氨基酸，剩下的碳骨架，再带上一个氨基，可以变成新的非必需氨基酸。

2. 变成葡萄糖或脂肪。碳骨架变成葡萄糖，叫糖异生（把不是葡萄糖的物质合成为葡萄糖），这些葡萄糖可以被人体利用。碳骨架还可以用来合成脂肪。虽然蛋白质很难把人吃胖，但是如果吃得实在太多，也会有一部多余的蛋白质转化为脂肪。

3. 变成能量燃烧掉。这个碳骨架会变成能量燃烧掉，这就是蛋白质提供能量。

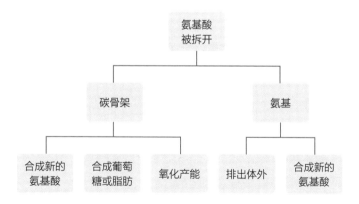

所以，即便是对健康人群，也不提倡长期过量摄入蛋白质，会对脏器造成一定的负担（但目前还没有足够的证据能说明，这种负担一定会造成健康问题）。对于本身有肾脏疾病的人，要避免高蛋白质饮食。本来肾脏就不好，高蛋白饮食会让肾脏更加不堪重负。

我们再讲一种极端的情况，叫"横纹肌溶解症"，这是一种病情严重可能会致死的疾病。通过了解横纹肌溶解症，便于我们更好地理解蛋白质过量这个问题。

横纹肌溶解症，简单理解，就是人身体的肌肉蛋白质被大量分解，分解出来的大量氨基酸涌入血液，就好像我们短时间内吃了过量的蛋白质。过量的氨基酸摄入，我们身体当然利用不了，身体就需要把它们拆开处理掉，于是产生了大量需要排出的氨基，给肾脏造成了极大的负担，严重的时候，会造成急性肾衰竭。

横纹肌溶解症不是非常常见，但是偶尔也会见于报道。比如前阵子有新闻报道，说一个年轻人跟朋友打赌，一气之下做了上千个俯卧撑，引发了横纹肌溶解症。

突然过量运动，是横纹肌溶解症的一个重要诱因，常常出现在突发的高强度运动训练，或者军事训练时。还有很多原因也可能造成横纹肌溶解症，比如中毒、酗酒、使用毒品等。

横纹肌溶解症的症状和体征,包括严重的肌肉疼痛、肌肉萎缩、力量丢失或肌肉肿胀和褐色尿。褐色尿是因为大量肌红蛋白进入尿液而造成的。更严重的还有发热、白细胞增多、电解质异常和肾衰竭。

所以,作为健身人士,大家一定要注意,不要在短时间内做大量运动训练,运动训练一定要循序渐进,适度即可。只要避免短时间内大量增加运动训练量,健身活动一般都是很安全的。

3.5 拿什么保护你的肌肉不丢失

我们继续讲身体需要拆开氨基酸的其余三种情况。

第二种,摄入的碳水化合物太少时。

当碳水化合物摄入过少时,身体没有足够的葡萄糖来源,就只有把不是葡萄糖的东西变成葡萄糖(糖异生),而主要的方式,就是靠蛋白质变成葡萄糖,以分解肌肉蛋白质为主。

这个过程,就需要把氨基酸拆开,用其中碳骨架合成糖。剩下的氨基则需要被处理掉。所以,碳水化合物是一种蛋白质保护剂也是蛋白质"节约剂"。吃够碳水化合物,可以让身体少消耗自身蛋白质。

这样,一方面不会对身体造成污染,对脏器不会造成负担。另一方面,我们辛辛苦苦训练获得的肌肉,也不会被白白分解掉。

现在低碳水饮食很流行,但这种饮食方式造成碳水化合物摄入明显不足,带来的问题就包括肌肉的丢失。

当然,如果低碳水饮食配合极高的蛋白质摄入,那么也能基本避免肌肉丢失,因为消耗的氨基酸可以通过饮食补充回去,但这样很不划算。

首先,何必要先消耗肌肉,再费劲补充回去呢? 我们吃够碳水化合物,而不消耗肌肉不是更好嘛! 低碳水饮食唯一的好处,就是减肥前期减体重和减脂肪的速度会稍微快一些,如果不需要在短期内减脂或减重的人,则没有必要去追求低碳水饮食。其次,这个过程,也会增加身体处理氨基的负担。

第三种,能量摄入过少时。

如果身体能量摄入不足,那么身体会消耗更多蛋白质来提供能量,这就是我们饿肚子时也可能会掉肌肉的原因。

饿肚子会掉肌肉？可能很多人没听说过。而且我还听很多人说，人在饥饿的时候，先消耗糖，再消耗脂肪，脂肪消耗完了，再消耗蛋白质，因为蛋白质多宝贵啊，所以轻易不会被利用。很遗憾，这跟运动时先消耗糖和脂肪，再消耗蛋白质的说法一样，都是错误的。

试想一下，即便是个普通身材的人，身体里储存的脂肪也含有巨大的能量，理论上来说在完全饥饿的状态下，这些能量可以供人体消耗约 60 天。也就是说，人什么都不吃，身上的脂肪也能够保证人生存 60 天。这难道是说，我们不吃东西，60 天之后才开始掉肌肉吗？经验也能告诉我们根本不是这样。有增肌经验的人都知道，热量摄入减少，肌肉会掉得很快。否则，健美运动员赛前减脂就根本不用考虑掉肌肉的问题了，反正先消耗脂肪再消耗蛋白质。

实际上，人体在饥饿的时候，饥饿前期在碳水化合物消耗殆尽之后，身体先会更多的消耗蛋白质，而只有持续饥饿，到饥饿的中后期，身体才会开始更多消耗脂肪。也就是说，人在饥饿的时候，蛋白质和脂肪都在消耗，但是相对来说，前期优先消耗的反而是蛋白质。

为什么是这样？一方面，脂肪不能变成葡萄糖，所以饥饿的时候,需要蛋白质变成葡萄糖来稳定血糖,必然要消耗蛋白质。

【知识点】
脂肪不能变成葡萄糖是指脂肪酸不能变成糖,脂肪里面有甘油,甘油可以糖异生,但是严格来说甘油不属于脂肪,而且甘油也不是糖异生的主力。所以,基本可以认为脂肪不能变成糖,我们不能指望血糖不足的时候靠身体的脂肪提供葡萄糖。

另外,我们在没东西吃的时候,身体也不希望保留那么多肌肉,因为肌肉是非常消耗能量的组织。人在饥饿的时候,身体认为,此时你面临食物短缺,为了让你生存得更久,身体会希望减少能耗。

所以,反正都是提供能量,身体倒不如先使用掉一部分高耗能的肌肉,这样可以降低基础代谢率,提高我们耐受饥饿的能力,让我们能在食物匮乏的时候坚持更长时间,这也是进化赋予我们的生存策略。

而只有当饥饿持续,身体才会减少蛋白质的消耗,增加脂肪的消耗。这时,身体进入生酮状态产生酮体,部分酮体替代葡萄糖,减少糖异生的压力。毕竟身体不能长时间大量消耗蛋白质。

所以,我们在第一章讲过,在减脂的时候,热量缺口不建议太大,尤其是增肌者减脂,否则更可能造成明显的肌肉的丢失。

第四种,做过量耐力运动时。

我们之前讲过,做耐力运动时,时间长了,蛋白质的消耗比例就会明显增加。身体中的蛋白质分解为氨基酸用来燃烧,需要把氨基酸拆开,利用里面的碳骨架提供能量。

【能量补给站】
充分利用蛋白质,防止氨基酸被"拆开"造成浪费和污染,要做到,适量而不过多摄入蛋白质;摄入足量碳水;能量摄入基本充足;避免过量有氧运动。

3.6 植物蛋白质没用吗

很多人听说,增肌训练每天需要吃大量蛋白质,可自己每天吃不下那么多东西,怎么办呢?

实际上这种情况,多数是没有计算植物蛋白质的来源。很多人认为,补充蛋白质,就只能是肉、蛋、奶,米饭、馒头、蔬菜里面是没有蛋白质的,或者有蛋白质,但是也不能算,这当然是不对的。

植物性食物里,当然也有蛋白质。几乎没有完全不含蛋白质的食物。而且,植物蛋白质也是有用的。

在营养学中,无论是给普通人还是给运动员的蛋白质推荐摄入量,都包括植物蛋白。也就是说,你每天吃的大米、白面、豆腐、燕麦,甚至薯类等里面的蛋白质,也都是要算进去的。绝大多数蔬菜、水果的蛋白质含量实在太少,则一般可以忽略不计。

比如馒头,每 100g 馒头中就有 8g 左右的蛋白质,一天吃两个大馒头,摄入的蛋白质也不少(两个400g 的馒头就有约 32g 蛋白质)。面包、燕麦片的蛋白质含量更高,约每 100g 中含蛋白质 10~15g。

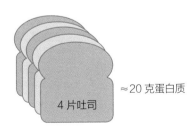

≈20 克蛋白质

4 片吐司

但很多人会觉得,动物蛋白是优质蛋白,植物蛋白是劣质蛋白,或者是所谓的"不完全蛋白",这样说不全错,但存在明显的误解。

动物蛋白质跟植物蛋白质相比,确实"质量"更好,因为其中必需氨基酸的配比比较接近人体蛋白质。

我们上面讲了,氨基酸合成蛋白质,就像打麻将,凑成一套才有用。拿人体来说,8种必需氨基酸都要吃,而且每一种都要够量。缺其中任何一种,或者任何一种含量特别少都不行。

而肉、蛋、奶里面的蛋白质,氨基酸比例更接近人体的需要,所以利用率高,"质量"好,在营养学中这叫蛋白质的生物价较高。

植物性食物里的蛋白质,绝大多数也都含有8种必需氨基酸,只不过,它们的比例跟人体的需要相差远一点,所以利用率不那么高。

比如谷类蛋白,8种必需氨基酸都有,但赖氨酸含量低。这有点像短板效应,就算别的氨基酸再多,能凑成一整套的氨基酸还是少。

但是,说植物蛋白质是不完全蛋白质,里面缺少某些必需氨基酸,那就不对了。即便是没多少蛋白质的蔬菜,大多数也都含有8种必需氨基酸,无非就是其中有的必需氨基酸含量非常少。

植物蛋白质生物价相对低一些,其实也不影响我们对氨基酸的摄取,无非是我们需要多吃一点罢了。因为哪怕植物蛋白质里面某种氨基酸比例小,多吃一点蛋白质,这种氨基酸也就多了。

举例来说,假如我们需要摄入 100g 蛋白质,吃肉、蛋、奶,需要吃 100g,吃植物蛋白质的话,也许要吃 120g 或者 130g,大概也就够了。

除此之外,动物蛋白和植物蛋白实际上没什么本质的区别。

而且,植物性食物里的蛋白质,如果搭配着吃,或者跟动物性食物蛋白质搭配吃,混合蛋白质的生物价会明显提高。比如谷物配大豆,就是很好的搭配。谷物蛋白质里面,异亮氨酸和赖氨酸含量比较低,蛋氨酸和色氨酸含量较高。豆类里面正好相反,异亮氨酸和赖氨酸含量较高,蛋氨酸、色氨酸含量较低,搭配着吃,正好互补,生物价就提高了。

理论上讲,比例合适的话,植物蛋白的利用率也可以达到动物蛋白的水平。比如有数据称,面粉、小米、大豆、牛肉,按照 39%、13%、22%、26% 的比例混合食用,蛋白质的利用率比单独食用牛肉还高。

植物性蛋白质怎么搭配比较好呢? 一般来说,食物的生物学种属相差越远越好,就是指这两种植物差别越大越好。比如,红豆搭配绿豆,蛋白质互补效果肯定一般。都是豆类,蛋白质构成很相似。红豆搭配米饭,效果就会好很多。种属关系再远一点,如植物性蛋白跟动物性蛋白搭配在一起吃,效果会更好。

这就是说,在我们日常饮食当中,蛋白质的种类应该尽可能全面丰富,不管是动物性还是植物性,什么蛋白质都吃一点,这样总体上蛋白质利用率会更高。

最后,了解一下日常食物里面,蛋白质含量的基本数据,方便大家估算自己的蛋白质摄入情况。

每100g食物中蛋白质的含量

食物名称	蛋白质含量(g)以每100g食物可食部计	食物名称	蛋白质含量以每100g食物可食部计
小麦粉(标准粉)	11.2	粉丝	0.8
挂面(平均)	10.3	黄豆	35.0
面条(平均)	8.3	豆腐(平均)	8.1
通心面	11.9	豆浆	1.8
花卷	6.4	豆腐皮	44.6
烙饼(标准粉)	7.5	豆腐干(平均)	16.2
烧饼(加糖)	8.0	绿豆	21.6
油饼	7.9	赤小豆	20.2
馒头(平均)	8.0	豆沙	5.5

食物名称	蛋白质含量(g) 以每100g食物 可食部计	食物名称	蛋白质含量 以每100g食物 可食部计
稻米(平均)	7.4	猪肉(肥瘦)	13.2
黑米	9.4	猪肉(肥)	2.4
香米	12.7	猪肉(瘦)	20.3
糯米(江米)	7.3	腊肉(培根)	22.3
米饭(蒸)(平均)	2.6	牛肉(肥瘦)	19.9
玉米(鲜)	4.0	牛肉(瘦)	20.2
玉米(白,干)	8.8	酱牛肉	31.4
大麦	10.2	羊肉(肥瘦)	19.0
青稞	8.1	羊肉(瘦)	20.5
小米	7.2	鸡(平均)	19.3
马铃薯	2.0	鸡胸脯肉	19.4
马铃薯粉	7.2	鸡腿	16.0
甘薯(红心)	1.1	鸭(平均)	15.5
粉条	0.5	鸭胸脯肉	15.0
煎饼	7.6	草鱼	16.6
燕麦片	15.0	鲤鱼	17.6
面包(平均)	9.3	鲫鱼	17.1
饼干(平均)	9.0	鳕鱼	18.6
牛乳(平均)	3.0	海虾	16.8
酸奶(平均)	2.5	河虾	16.4

食物名称	蛋白质含量(g)以每100g食物可食部计	食物名称	蛋白质含量以每100g食物可食部计
奶酪(干酪)	25.7	基围虾	18.2
鸡蛋(平均)	13.3	龙虾	18.9
鸡蛋白	11.6	海蟹	13.8
鸡蛋黄	15.2	河蟹	17.5
鸭蛋	12.6	鲍鱼	12.6
鹌鹑蛋	12.8	海参	16.5

数据来源:杨月欣,王光亚,潘兴昌.中国食物成分表.2版.北京:北京大学医学出版社,2009.

3.7 你可以用热水冲蛋白粉

一直有人说,蛋白粉绝对不能用热水冲,否则蛋白质变性就失去作用了,搞得人们冲蛋白粉小心翼翼,水稍微热一点心里就犯嘀咕。其实这样完全没必要,蛋白粉即便用开水冲也没什么问题。

蛋白粉不建议用热水冲,主要是怕影响口感。单从蛋白粉的蛋白质营养角度讲,热水冲蛋白粉完全可以。

但要注意,蛋白粉可以用热水冲,不代表建议用热水冲,温水冲口感当然更好。

这一节,我们主要说一下蛋白质变性的问题。

蛋白质变性这个概念,很多人不太了解,一听变性,觉得很可怕,想当然地认为,变性了的蛋白质就没用了。

实际上,蛋白质变性,是指蛋白质的有序的空间构象变成无序的,让蛋白质的理化性质改变,比如黏度增加、生物活性丧失等等,但不会改变蛋白质本身的营养价值。

【知识点】

什么叫生物活性丧失呢?比如催化我们身体生化反应的酶,就是一种蛋白质,大多数酶是怕高温的,一旦变性,就失去了酶的作用,但是它还是蛋白质。

我们吃蛋白粉,要的是蛋白质营养,所以这不受蛋白质变性的影响。而且话说回来,我们喝的乳清蛋白粉,大多数在喷雾干燥时已经经过高温处理,早就变性了。

再给大家打个比方，比如古时候人们打猎，一箭射过去，射死一头鹿，这头鹿死了，失去了一些作用，比如观赏的作用，或繁殖的作用，或作为宠物饲养的作用，但鹿肉的营养价值还在，鹿肉还可以吃。

蛋白质变性也是一样，失去了生物活性，但是蛋白质的营养价值不受影响。当然，这是指蛋白质营养本身。

其实，高温会让蛋白质变性，酸碱同样会让蛋白质变性。我们把蛋白粉喝进肚子里，胃酸就会让蛋白质变性。蛋白质变性是我们消化蛋白质的第一步，变性的蛋白质能更好消化，因为变性的蛋白质更容易被蛋白酶水解。

我们平时把富含蛋白质的食物做熟，比如煮肉、煮鸡蛋，其实这也是一个让蛋白质变性的过程。做熟的蛋白质更好消化，一般在近端空肠就可以被吸收。没煮熟的蛋白质消化就慢一些，一般在进入回肠后才能被基本吸收。

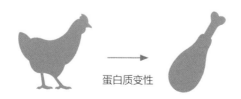

蛋白质变性

所以，有些人，尤其有些力量型运动员，特别喜欢喝生鸡蛋，好像很营养，其实这是很幼稚的做法。

生鸡蛋不仅仅因为蛋白质没有变性而不好消化，而且生鸡蛋里面还有一些特殊的蛋白质，会影响蛋白质、生物素和铁的消化吸收。我们把鸡蛋煮熟，这些特殊蛋白质变性，失去生物活性，就不会影响我们获取这些营养物质了。

当然，这也不是说蛋白质越加热越好，有些蛋白质食物被过分加热，做得太熟，可能消化速度也会受影响，比如鸡蛋，煮得过熟也不好，所以单从消化速度来讲，蛋白质食物充分加热但不过度烹煮可能是比较理想的。

所以，我们在冲蛋白粉的时候，水热一点，也不需要有什么顾虑，水热点凉点其实都不是多大的问题，无非就是水太热蛋白粉口感差一点罢了。

3.8 减脂和增肌,都该怎么吃蛋白质

这一节我们讲怎么摄入蛋白质的问题。

减脂人群,摄入蛋白质比较简单,只要吃够了量就可以。一般建议,在热量缺口合适的情况下,纯减脂人群每千克体重蛋白质摄入量不要低于 1g,理想情况是 1.2g 左右,而且建议以动物性蛋白质为主。

也就是说,如果你不是增肌人群,普通人单纯减脂,体重 60kg,那么每天吃 60~72g 蛋白质就可以了。

纯减脂人群,每天每千克体重建议摄入 1~1.2g 蛋白质。

下面我们重点讲一下增肌人群怎么吃蛋白质。

主要讲三个方面:①吃什么蛋白质——蛋白质的种类选择;②吃多少蛋白质——蛋白质的补充量;③什么时候吃蛋白质——蛋白质的补充时机。

增肌者,我们分为两种类型:**纯增肌者**和**在减脂期的增肌者**。

纯增肌者,因为热量和营养摄入很充足,所以一般不用去过多考虑防止肌肉丢失的问题。而在减脂期的增肌者,因为热量和营养摄入减少,就要考虑防止肌肉丢失的问题了,吃蛋白质要更讲究。

大家一定要注意这一节内容的逻辑,我们用下面的图再总结一下。

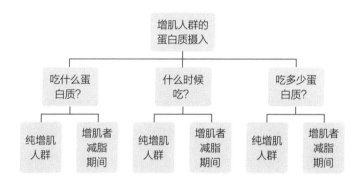

吃什么蛋白质

不管是纯增肌者,还是减脂期增肌者,基本的原则都是一下两点。

1. 各种蛋白质搭配吃,种类越多越好,但建议以动物蛋白质为主,多吃肉蛋奶。这一点很好理解,我们在上面讲蛋白质生物价的时候,就详细讲过其中的基本原理。

2. 乳清蛋白和酪蛋白要有所选择。我重点讲一下这个知识点。牛奶中有两类主要的蛋白质——乳清蛋白和酪蛋白,其中酪蛋白约占 80%。酪蛋白的溶水性很不理想,所以在牛奶中,脂肪和酪蛋白是不溶水的部分,加工牛奶制品的时候(如做乳酪),这部分就被分离出来了。剩下的东西,是溶水的液体,叫乳清。过去乳清是加工牛奶的废物,但是乳清里面有种好东西——乳清蛋白。

乳清蛋白有两个好处,一是消化吸收快,二是乳清蛋白里面支链氨基酸的比例非常大。反过来,酪蛋白的特点是消化吸收比较慢,只能缓慢地提供蛋白质。

乳清蛋白和酪蛋白,都是很好的蛋白质,但关于它们之中哪种更适合增肌,争论一直很大。综合各种研究来看,目前主流运动营养学界一般认为,乳清蛋白对增肌的直接刺激效果,要比补充酪蛋白好,但酪蛋白在减肥的时候,保持肌肉不丢失的效果比乳清蛋白好。

也可以这么理解,从肌肉合成代谢的角度讲,一般认为乳清蛋白优于酪蛋白。从对抗肌肉分解的角度讲,酪蛋白可能更好。我们增肌,最终就是肌肉合成减去肌肉的分解,看肌肉的净变化。我们希望,肌肉合成增加,分解减少。所以,乳清蛋白和酪蛋白,不能简单地说谁好谁不好。因为我们既要考虑蛋白质合成,也要考虑抗分解。

在增肌阶段,建议乳清蛋白与酪蛋搭配着吃,但以乳清蛋白为主比较好。

而增肌者在减脂时,就要优先考虑肌肉的保持,那酪蛋白似乎比乳清蛋白更好,这时候我们建议,如果补充蛋白质则以酪蛋白为主,比如适当增加脱脂奶类的摄入,为我们提供更多酪蛋白,但也要搭配一些乳清蛋白。

有些特殊补充节点,也要考虑乳清蛋白粉和酪蛋白粉的区别。乳清蛋白属于酸溶性蛋白质,消化吸收快,可以叫"快蛋白",酪蛋白这类微团蛋白,在酸性环境里会结块,所以消化吸收比较慢,属于"慢蛋白"。

进行增肌训练时,训练前、中、后,建议摄入"快蛋白"。而"慢蛋白"建议在晚上睡前摄入。特殊时机的摄入方法,我们接下来还会详细讲解。

【能量补给站】

增肌人群蛋白质的选择,应该是以动物蛋白为主的多样化搭配。增肌训练时,建议摄入乳清蛋白。睡前摄入酪蛋白。纯增肌者,建议增加乳清蛋白的摄入比例,增肌者减脂时,建议提高酪蛋白的摄入比例。

吃多少蛋白质

解释这个问题还是要分为纯增肌者和在减脂期的增肌者两种情况。

纯增肌者到底该吃多少蛋白质，相关的研究非常多，但结论并不是特别统一，一个重要的原因，就是增肌者的蛋白质需要量，跟很多因素有关。

1. 个人体质　包括增肌潜力和身体蛋白质代谢的特点等，会明显的影响蛋白质的需要量。

2. 蛋白质的种类　蛋白质的生物价不同，需要量也是不同的，高生物价的蛋白质，就不需要吃那么多。

3. 碳水化合物、脂肪的摄入量　这也会影响增肌者蛋白质的需要量。我们在前面讲过，碳水化合物有节约蛋白质的作用，碳水化合物吃够了，蛋白质就可以少吃一点，否则，就需要增加蛋白质摄入量。脂肪也是一样，脂肪的摄入量跟睾酮水平相关，如果脂肪摄入比例不足，睾酮水平会受到影响。这时候，就需要调节蛋白质的摄入量来配合，因为蛋白质的摄入量也会影响睾酮水平。

4. 训练者的年龄、性别、健康状况、热量摄入、训练频率、训练年限，甚至压力程度等等，都会影响到蛋白质的需要量。

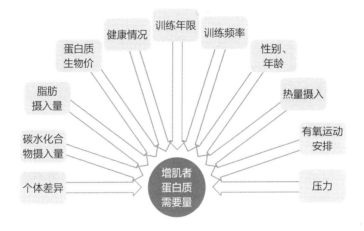

所以，一个增肌者的蛋白质需要量，绝不仅仅是一个简单的数字能够解决的问题。

那么，增肌者到底该吃多少蛋白质呢？我们的建议是，在合理的范围内宁多勿少（注意前提，是在合理的范围内）。也就是说，考虑到满足增肌者肌肉最大化生长，在合理的范围内，蛋白质哪怕稍微多吃一点，也别少了，这样是最保险的做法。当然，这是针对健康的增肌者来说的。

但是我们仍然要强调，蛋白质摄入量要稍微打出富余来，也要在合理范围内，不建议使劲多吃。

运动营养学界对蛋白质的建议量，大致分成三类人群：①有氧耐力运动员；②力量项目运动员；③追求最大化增肌的增肌训练者。我们主要参考针对第三类人群的建议。

　　同样是力量训练，不同的训练目的，蛋白质的需要量也不同。比如铅球运动员，蛋白质的摄入不是完全为了增加运动员的肌肉量，最终目的是要提高运动员的运动成绩，这就跟健美运动员最大化增大肌肉的需求是不一样的。

　　注意，肌肉体积和肌肉力量有关，但肌肉力量不全部取决于肌肉体积。

　　好了，我们来说"结论"。综合大量研究，对于纯增肌训练者来说（热量和碳水化合物摄入非常充足），每天的蛋白质摄入量达到 1.4~1.5g/kg，是最低要求。而理想的情况，建议达到 1.8~2g/kg，是最保险的。

　　而对于减脂期的增肌者来说（如备赛选手），蛋白质摄入量还要提高，建议每天摄入 2~2.2g/kg 的蛋白质。

　　当然，增肌者在减脂期的情况也比较复杂，比如备赛前期和后期，因为热量和碳水化合物的摄入量一般不同，所以蛋白质的需要量也不同，不能纠结在 2~2.2g 这个数字上。总的来说，热量摄入越低，碳水化合物摄入量越低，蛋白质需要量就越大。

　　鉴于增肌者极端的减脂期时间一般都很短，所以，当热量或碳水化合物摄入很低的时候，蛋白质摄入可以更激进一点，进一步提高。但是最起码也建议满足2~2.2g/kg，这个最低量。

增肌者蛋白质吃什么，吃多少的问题，我们都解决了。接下来我们讲"什么时候吃"这个问题，也就是与摄入时机相关的蛋白质的摄入方法。

蛋白质的摄入时机

主要讲两个方面：①围训练摄入；②特殊节点的基础摄入。

注意，这两个摄入时机的摄入方法，纯增肌者和减脂期增肌者是没有差别的。

蛋白质的围训练摄入，主要指增肌训练前、中、后的蛋白质摄入。其中，训练前、后的摄入是最重要的。

有很多研究都能说明，训练前、后补充蛋白质，对肌肉最大化的增长有非常明显的促进作用。这是运动营养学界的共识，相关研究，我们这里不做赘述。

而一些研究认为，训练中补充蛋白质，也有助于增强蛋白质的合成，但在这方面，仍然有一些争论。而且对于其补充量，说法也不统一。

我们一般建议，没有明显控制脂肪的需要，而且一次训练时间超过了90分钟的增肌者，不妨在训练中也做一些蛋白质的补充，不必付出多少成本，也没有放过任何可能增肌的机会。

围训练的补充方法,如下表。训练前后,建议必须补充,训练中则选择性补充。补充形式建议为乳清蛋白粉。

围训练蛋白质的补充方法

时间节点	摄入量(纯蛋白质)
训练前(训练前约 15 分钟)	20~25g
训练中(训练中缓慢摄入)	约 20g/h
训练后(训练后即刻补充)	20~25g

除了训练前、中、后的蛋白质摄入之外,基础饮食中的蛋白质,也就是日常饮食的蛋白质摄入时机,我们同样需要注意。

第一,日常蛋白质,建议均匀分配到 3~4 餐里面,每隔 3~4 小时摄入一次,每餐蛋白质摄入量不少于20g。

第二,建议其中一餐的蛋白质安排在睡前摄入。

比如,早餐 8 点吃,那么你今天的蛋白质建议分散在 8 点、11~12 点、14~15 点、18~19 点、睡前这 5 个时间点摄入。必须再次强调,不管训练安排是否与此冲突,围绕训练的补充都是必须要单独做的。

很多人困惑围训练的补充是不是需要算入每日蛋

白质摄入总量中呢？

答案是可算可不算，需要灵活处置，但一般建议算进去。也就是说，增肌者一日的蛋白质摄入量，也包括围训练的蛋白质补充。而对于体重特别大的增肌者，围训练的补充量相对比例较小，那么这时候也可以不算进去。

3.9 高蛋白饮食会伤肾吗

很多人担心高蛋白饮食会不会对身体不好？首先，我们要知道蛋白质摄入量达到多少，才算高蛋白饮食。

关于这方面知识，现在也没有统一的标准，一般来说，对于不运动的人群，建议量的两倍可以作为高蛋白饮食的标准上限，也就是约 2g/kg。对于运动人群或专业运动员，尤其是增肌人群目前还没有蛋白质摄入的明确标准。

也就是说，对于增肌人群，尤其是专业健美运动员，他们的"高蛋白"衡量标准，理应跟普通人不一样，要比普通人高得多，只是具体数字现在学术界还缺乏明确结论，我们也只能适当参考普通人的建议标准。

那么高蛋白饮食到底有没有问题呢？总的来说，还没有关于高蛋白饮食对健康人不利的明确证据，但也有些研究不建议高蛋白饮食（注意，这类研究多数还是针对普通人而言的）。有一些动物实验发现，长期高蛋白饮食，会造成实验动物免疫功能下降。

还有人说高蛋白饮食有可能造成胰岛素抵抗，关于这个问题有一些相关研究，但是目前还缺乏统一的结论。反而也有些研究证实高蛋白饮食不但不会导致胰岛素抵抗，还会增加胰岛素敏感性。研究结论不统一的原因恐怕还是人体和胰岛素抵抗的复杂性，所以目前这件事也没办法下结论。

另外就是对肾脏的影响，高蛋白饮食伤肾，这是我们最常听到的。对于已有肾脏疾病的人，高蛋白饮食肯定不可取。但对于健康人来说，高蛋白饮食可能会增加肾脏的工作量，但是这不代表就会导致肾病。目前还没有明确结论能说明高蛋白饮食对健康人来说会伤肾。来自世界卫生组织、美国医学研究所食品和营养委员会等多项国际专家共识声明里都持此观点。

高蛋白饮食可能会增加尿钙的排出，理论上也就增加了肾结石的风险。国内研究发现高蛋白饮食跟肾结石存在正相关。但这种观点目前也还没有明确的结论，所以还不能说高蛋白饮食一定会增加肾结石的发病风险。同样，尿钙排出增多也可能会造成骨质丢失，但是高蛋白会不会引起骨质疏松，目前也有很大争议。有些针对老年人的研究认为，高蛋白饮食还可以促进骨骼健康。

还有一些说法，比如高蛋白饮食会增加人体氧化应激压力，高蛋白饮食对消化系统有一定的负面作用，高蛋白饮食加速人体老化等等，也都还缺乏明确的证据。

总的来说，目前还不能说高蛋白质饮食对健康人群有明确的危害，但是也不能排除潜在的危害。

所以我们对蛋白质的态度，也只能是在满足机体需求的情况下，尽可能不要长期、过量地摄入，吃够就行。很多人想要增肌，每天几斤几斤的吃肉，一盆一盆的吃鸡蛋，除非是备赛期间，否则并不建议这么做。

【能量补给站】

蛋白质摄入量建议为够了就好，反过来说，大家也同样没必要对蛋白质太恐慌，不要觉得稍微多吃一点就会带来健康问题。

3.10 关于蛋白质的那些愚蠢伪科学

这一节,我们来讲几条常见的关于蛋白质的伪科学。

伪科学一:高蛋白饮食后放屁臭就是蛋白质过量了。

高蛋白饮食放屁臭,很多增肌人群都有体会。有人说,高蛋白饮食后放屁臭,那么就说明蛋白质吃得太多了,过量了,其实这种说法没有明确依据。

我们吃下去的蛋白质,免不了有一部分没有被彻底消化吸收,这些未消化的蛋白质进入肠道,会在肠道细菌的作用下进一步无氧分解,也就是腐败。

这个过程可以产生少量的维生素或者脂肪酸,被我们身体利用。但是大多数腐败产物对身体有害,比如胺类、苯酚、吲哚、硫化氢等,这些东西有很刺鼻的臭味。

所以健身人群平时蛋白质吃得多了,放屁容易臭,就是这个原因。蛋白质吃得多,未消化的蛋白质必定也会多一些,但这不代表一定就是蛋白质过量。

有些人蛋白质消化能力差,蛋白质吃得稍多一点,进入肠道的未被消化的蛋白质可能就会很多,那放屁可能会很臭,但不代表他此时蛋白质摄入量就一定已经充足了。

这种情况,建议可以吃一点含有蛋白酶的消化酶,尽可能地增加蛋白质的消化能力。另外,蛋白质食物分开摄入,也能提高消化率,这也是一种办法。

伪科学二:胶原蛋白有神奇的美容效果。

还是老生常谈的问题,我们总认为吃什么就能补什么。胶原蛋白对保持皮肤的年轻态很重要,所以人们自然想到,应该多吃胶原蛋白补一补,但只有在极少数情况下吃什么能补什么,胶原蛋白根本做不到,胶原蛋白吃进去,吸收以后就不是胶原蛋白了。

一般来说,蛋白质最后都是以氨基酸的形式被吸收的,也就是说,消化道把蛋白质拆解成氨基酸,然后通过小肠来吸收。当然,我们的小肠除了吸收蛋白质分解后的氨基酸之外,还能吸收一些短肽。但这些短肽进入小肠之后,一大部分还是会在小肠黏膜细胞里分解为氨基酸再被吸收,基本上,最后还是把蛋白质分解为氨基酸来吸收的。

有很多女孩子喝胶原蛋白,为了能补充皮肤的胶原蛋白,这种方法根本不现实。我们吃进嘴里是胶原蛋白,吸收进血液之后就变为氨基酸,早就不是胶原蛋白了。即便有一些胶原蛋白肽能够被吸收,进入血液,那么也不能简单的补充到我们的皮肤里面。

而且,胶原蛋白是真正的不完全蛋白,缺乏某些种类的必需氨基酸,所以胶原蛋白中的蛋白质营养价值也很低。我们花大价钱买胶原蛋白喝,还不如吃鸡蛋、喝牛奶、吃豆腐。

当然,现在有一些技术(如水解胶原蛋白),让胶原蛋白经过酶的水解,变成胶原蛋白肽,分子量大小也合适,具有一定的生物活性。从一些研究来看,口服或许有一点美容的作用,但是一定要说有神奇的美容效果,目前还言之过早。注射、皮肤敷涂胶原蛋白的方式是不是有美容的效果现在还不好说,这方面已经超出了营养学的范畴。

当然,胶原蛋白产品可能有一些其他潜在的保健功效，但是说吃下去能美容，还需要谨慎对待。

伪科学三，单独补充蛋白质会浪费。

很多人说，吃蛋白质食物的时候应该配合着吃一点碳水，否则光吃蛋白质不吃碳水，这些蛋白质就要用来提供能量了，当柴火烧掉，多可惜。吃点碳水，身体就会"烧"碳水，节省下来的蛋白质可以用来合成身体组织。

这种说法当然不对，我们身体需要营养，但也不是吃一顿饭管一阵子，还有储存的能量物质。所以，光吃蛋白质的话，蛋白质就都当柴火烧了，这种说法很滑稽。

而且，蛋白质摄入后，总会有一定比例拿来氧化燃烧掉，不论单独吃还是搭配别的东西吃，都是一样的。

当然，在训练后，蛋白质食物配合一些碳水来补充，要比单独补充蛋白质更好，对肌糖原的补充和蛋白质的合成都更有好处，但绝不是说不能单独补充蛋白质。

选读部分:氨基酸的结构

氨基酸长什么样呢? 虽然,氨基酸有很多种,每一种长得都不一样,但氨基酸有一个基本的模式。

我们可以这样简单地认为,氨基酸里面有个氨基,还有个"酸",跟下面的图一样。

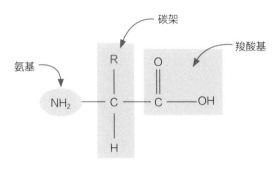

"基本"氨基酸结构

这就是氨基酸的基本结构。1 个氨基,1 个碳骨架,1 个羧酸基组成的,所有的氨基酸,基本结构都是这个样。

不同的氨基酸,不一样的地方就是 "R"。这个"R",叫氨基酸的侧链。氨基酸的碳骨架上加上不同的侧链,就成了不同的氨基酸。当然,这么说不太严谨,不过我们了解到这里就可以了。

氨基酸代谢,一般就是做两件事,转氨基和脱氨基。转氨基,就是把一个氨基酸上的氨基,放到另一个碳架上,形成一个新的氨基酸,因为氨基酸的氨基都一样,是通用的。

这种方式就是人体合成氨基酸的方式,非必需氨基酸都是这么合成。当然,8种必需氨基酸,人体也不是都不能自己合成,有几个我们能合成一小部分,只是合成的量不够我们使用。

真正完全需要靠食物获得,人体完全无法自己合成的氨基酸,只有苏氨酸和赖氨酸,这两种氨基酸是真正意义的必需氨基酸。

脱氨基,就是把氨基酸上的氨基脱掉,变成尿素排出体外。氨基酸如果用来合成葡萄糖、脂肪,或者氧化燃烧掉,都需要脱氨基,这时,氨基就彻底没用了。

第

4

章

最好的『燃料』

——碳水化合物

4.1 生酮饮食——使全因死亡率提高

这一章我们讲碳水化合物。标题说,碳水化合物是"最好的燃料",的确是这样。

人类最主要的能量来源——蛋白质、脂肪、碳水化合物,其中,蛋白质显然不适合作为"燃料"使用,不但很浪费,而且不清洁。

脂肪也不是我们最好的"燃料",因为燃烧脂肪提供能量的效率很低,只能满足强度较低的运动供能,而且,严格来说,燃烧脂肪也不算很清洁。

而碳水化合物,既能无氧代谢,非常高效的给人体提供能量,也能有氧氧化,相对缓慢持久地提供能量。而且,碳水化合物代谢的产物只有二氧化碳和水,非常"干净"。

蛋白质、脂肪、碳水化合物这三种营养素,我们应该这么认识它们:蛋白质,是一种"功能性"物质,主要的作用是为我们提供构建身体的各类材料;脂肪,是倾向于"储备性"物质,理想的用途就是储备能量,以备不时之需;而碳水化合物,是"即用性"物质,用来快速、及时地给我们的身体提供能量。

通俗地说,碳水化合物就是一种"现吃现用"的营养素。理想状态下,我们每天摄入的碳水化合物,应该刚好够身体不明显增加蛋白质的消耗(还记得吧,碳水化合物有"节省"蛋白质的作用),也不明显增加脂肪的消耗,对于不需要减肥,要维持一个理想的恒定体成分的人来说就可以了。

碳水化合物,并不像很多人说的那样是什么妖魔鬼怪,一吃就会把人吃胖。适量摄入碳水化合物,甚至偶尔持续2~3天过量摄入碳水化合物,都不会吃胖人,这在运动营养学界早就是尽人皆知的事,有非常多的研究可以证明。不管民间怎么"黑"碳水化合物,这些科学研究才是真正有分量的,毕竟科学问题要科学数据说了才算!

只有长期过量摄入碳水化合物才会把人吃胖。但如果不吃添加糖的话,过量摄入碳水化合物其实并不容易,我们每天碳水化合物的需要量并不低。

为什么民间有很多言论要把碳水化合物妖魔化呢? 有些人是无知、被误导,有些人为了金钱。

知识经济时代,关注度就是金钱。但想让公众关注、产生兴趣,需要制造一些耸人听闻的、"颠覆性"的观点。长期以来,公众都被告知,减肥最大的敌人是脂肪,这的确是事实。但在现今社会,再去强调这件早已被人熟知的事,根本不会吸引到眼球了。所以,伪科学需要树立新的假想敌,寻找一个有颠覆性的替罪羊。

蛋白质不可能,因为它实在太重要了,就算是伪科学也不敢动它,因为没有人敢建议大家不吃蛋白质。那么,能"背黑锅"的角色,就只有碳水化合物了。

碳水化合物适合背这个"黑锅"还有两个原因。第一,适量吃碳水化合物完全没问题,但过量则会胖人,并且带来健康隐患,但过量摄入蛋白质,目前短期看还没有明确的危害。伪科学宣传就牢牢咬住过量摄入的危害,大肆炒作,而根本不提适量的问题。

第二,碳水化合物在一定程度上可以被"替代"。因为人体可以"糖异生",把蛋白质变成葡萄糖。不吃蛋白质完全不行，人活都活不了，但不吃（或严重摄入不足）碳水化合物，人还能生存相当长的一段时间。注意，是能活，但活不好，因为不吃（或严重摄入不足）碳水化合物会带来严重的健康隐患。

于是，碳水化合物就无奈地成为了众矢之的，还让无数歪曲事实的伪科学者赚了大钱。

最典型的生酮饮食减肥法——阿特金斯减肥法，让阿特金斯成了千万富翁。但最近的科学研究证据表明，这种饮食方法会导致使用者全因死亡率增加！

你打算用这种方法变美，还是丧命？

人体持续处于生酮状态会危害健康，可能会造成血脂升高、坏的低密度脂蛋白升高、中性粒细胞功能受损、视神经病变、骨质疏松以及认知功能改变等。曾有两位国际著名运动营养学家联合评价了 20 种流行减肥法，满分为 100 分，阿特金斯减肥法只得到了 35 分。

说碳水化合物是"最好的燃料"还有一个原因，是因为碳水化合物，是人体中枢神经、红细胞和很多免疫细胞的"粮食"。葡萄糖是人体内碳水化合物的最主要形式。

中枢神经系统主要依靠葡萄糖来提供能量，成年人每天需要 120~130g，假设这些葡萄糖都用米饭来提供，相当于 500 多克米饭。

红细胞则只能用葡萄糖提供能量，因为红细胞中没有线粒体，只能通过无氧代谢产能，一些免疫细胞也是把葡萄糖作为能量来源。

心肌细胞虽然可以氧化脂肪，但如果比例太大，也会对其产生损伤。所以，维持心肌细胞健康，需要足量的碳水化合物。

碳水化合物是"智慧和生命的能量"。我们要做的就是辩证的认识它，合理的摄入和利用它。

读完这一章，你会了解下面这些重要的知识。

➢ 到底什么是碳水化合物？

➢ 什么是单糖、双糖？

➢ 为什么说淀粉跟葡萄糖没有本质区别？

➢ 甜点仅仅是碳水化合物吗？

➢ 水果里的糖就是果糖吗？

➢ 日常碳水化合物食物中的碳水化合物含量分别是多少？

➢ 食物 GI 是怎么得到的？

➢ 为什么说食物 GI 是个不靠谱的数据？

➢ "快碳"就仅仅指高 GI 的碳水化合物吗？

➢ 为什么说胰岛素是一种促进增肌的激素？

➢ 碳水循环对增肌有好处吗？

➢ 怎么利用碳水循环来减肥？

➤ 增肌者应该如何安排饮食碳水化合物？

➤ 运动对胰岛素有调节作用吗？

4.2 红薯和白糖有区别吗

我们先从"什么是碳水化合物"这个最基本的问题开始讲起。很多人都以为自己了解碳水化合物，其实，你知道的可能是错的。

碳水化合物，顾名思义，就是碳和水组成的化合物。从元素上看，碳水化合物就是碳、氢、氧组成的化合物。

这里面有个比例问题，过去碳水化合物被定义为碳、氢、氧的比例是 1 : 2 : 1。葡萄糖就是典型的碳水化合物，由 6 个碳，12 个氢，6 个氧组成，正好是 1 : 2 : 1。

不过这个定义也不太准确，因为有些物质碳、氢、氧也是这个比例，但不能算碳水化合物，比如醋酸、乳酸。因为碳和水的化合物，不一定都是我们说的那个

"碳水化合物"，所以，这个名称并不准确。在营养学界，喜欢用更准确的称呼，就是"糖类"。一说到糖或者糖类，就是指碳水化合物。

比如，营养学家说大米、白面富含糖。红薯、高粱，也富含糖。

但在咱们老百姓这儿，一说糖，就指白糖，要么就是糖块儿，反正都是甜甜的（白糖这类东西，应该叫"添加糖"）。所以，为了不让公众在阅读时产生误解，在这本书里我们一般还是用"碳水化合物"这个名称。

我们日常接触的碳水化合物，主要有三类：单糖、双糖、多糖（淀粉）。膳食纤维也属于碳水化合物，但因为它比较特殊，营养学一般把它跟碳水化合物分开讲。

从食物的角度来说，我们常吃的碳水化合物，主要就是各种谷物（包括各种米和麦面）、薯类、豆类、水果、部分蔬菜，还有就是各种添加糖（包括白糖，红糖、黑糖、蜂蜜等）。

中国人很迷信蜂蜜，但在现代营养学视角下，蜂蜜和白糖没多少区别。

注意，很多人会觉得，主食就是碳水化合物，所以，面包、披萨、蛋糕、汉堡等等都是碳水化合物，其实不对。

绝大多数加工食物都不是单一的由一种营养素组成的。比如面包，不仅仅有碳水化合物，还有不少蛋白质，更添加了不少脂肪，大多数面包里有 15%~20% 的脂肪。大多数饼干、中式点心、西式甜点里，都有约 30% 的脂肪。汉堡、披萨等就更不用说了。有的人可能觉得 30% 并不多，但我们算算热量就知道了。

脂肪的热量是 9kcal/g，碳水化合物和蛋白质，热量都只有 4kcal/g，而食物里通常也都含有不少水分。以甜点为例子，其中一般含有 25% 的脂肪，30% 的水分，10% 的蛋白质和 35% 的碳水化合物。

那么，100g 的这种甜点热量就是 405kcal，其中脂肪提供的热量，就能达到 225kcal，占总热量的 55%！碳水化合物提供的热量，只有 140kcal，只占总热量的 35% 左右。

所以，很多人说，我吃甜点吃胖了，就是碳水化合物的罪过，其实，你吃甜点时，通过脂肪摄入的热量远超过碳水化合物。甜点、面包、汉堡、披萨这类食物，虽然看起来是主食，但实际上可以属于富含脂肪类的食物。

下面提供一些数据，看看主要的碳水化合物食物里面，碳水化合物的大致含量。

每 100g 食物中碳水化合物的含量

食物类别	碳水化合物大致含量(g/100g)	食物类别	碳水化合物大致含量(g/100g)
各种生米、生面	75	大豆	35
面条、燕麦片	60~75	其他豆类	65
馒头	50	大部分蔬菜	5
米饭	25	大部分水果	15
薯类、鲜玉米	20	各种添加糖	100
粉丝	85	蜂蜜	75

我们开始具体介绍一下碳水化合物,主要讲一讲单糖、双糖和淀粉。

单糖

碳水化合物的最基本单位是单糖。所谓单糖,我们可以简单的理解为它是只有一个分子的糖。

单糖有上百种,但我们只需要了解三种:葡萄糖、半乳糖、果糖。其中最重要的就是葡萄糖,因为我们利用碳水化合物,绝大多数情况下,都要把碳水化合物变成葡萄糖再去利用。

这里顺便说一句，大家不要认为水果里面的糖就全都是果糖。很多人想，水果嘛，里面当然是果糖，实际上这不一定。水果里面普遍果糖相对多一些，但大多数水果里面也有不少葡萄糖、蔗糖和麦芽糖。

很多水果里的蔗糖和葡萄糖，加起来比果糖含量都多，有些甚至多很多，比如榴莲、哈密瓜、龙眼、水蜜桃、越南皇帝蕉等等。我们常吃的苹果，果糖含量算比较高的，但是里面也有不少蔗糖和葡萄糖。

真正的果糖含量比较高的食物是蜂蜜、高果糖玉米糖浆等。

双糖

顾名思义，两个单糖一结合，就成了双糖。最常见的双糖也是三种：蔗糖、乳糖、麦芽糖。蔗糖，是由 1 个果糖 +1 个葡萄糖结合而成的。我们把蔗糖吃进去，这种双糖被消化酶拆开,变成果糖和葡萄糖,就可以被人体吸收了。

麦芽糖和乳糖,也都分别由两个单糖组成的。两个葡萄糖组成 1 个麦芽糖,1 个葡萄糖 +1 个半乳糖组合 1 个乳糖。

| 葡萄糖 + 果糖 | 葡萄糖 + 葡萄糖 | 葡萄糖 + 半乳糖 |
| 蔗糖 | 麦芽糖 | 乳糖 |

很多人觉得,因为单糖不需要再分解就可以被直接吸收,所以单糖吸收快,升血糖很快。有些单糖的确是如此,比如葡萄糖。

但也不是所有单糖升血糖都快,比如果糖和半乳糖,别看是单糖,升血糖却非常慢。因为果糖和半乳糖要先变成葡萄糖,这是一个漫长的转化过程。很多双糖,升血糖速度比果糖和半乳糖快得多,比如蔗糖、麦芽糖。

乳糖只有乳制品里有,人把乳糖吃进去,需要被拆分为半乳糖和葡萄糖才能吸收。这个过程需要一种酶,叫乳糖酶。有的人体内缺乏这种酶,结果乳糖吃进去,拆不开。拆不开,肠道吸收不了,乳糖就会一直在肠道里待着,这就会让肠道水分增加,大便变稀,造成腹泻,这就是人们常说的乳糖不耐症。

淀粉

我们平时吃到的碳水化合物主要是淀粉，米、面、薯类等主食里面的碳水化合物都是以淀粉的形式存在的。

淀粉跟葡萄糖在本质上没有任何差别。一串或者一堆葡萄糖的组合，就成了淀粉。

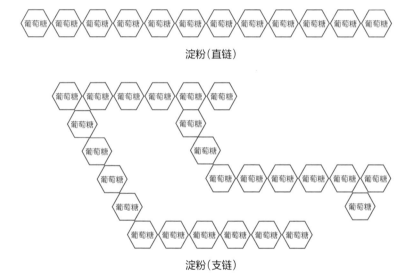

淀粉（直链）

淀粉（支链）

淀粉就是一大堆葡萄糖，只不过这些葡萄糖串联在一起。所以，葡萄糖是有甜味的，但淀粉没有甜味。这就是说，甜不甜，不是判断一种食物含不含碳水，或碳水多不多的标准。

直链淀粉,就是单一的一串葡萄糖,所以消化会慢一些。支链淀粉有很多分支,在消化道里接触淀粉酶的面积增大,消化会快一些。消化越快,吸收越快,升血糖也就越快(GI越高)。

天然的淀粉食物里,一般两种淀粉都有,而且直链淀粉比例比较小,大多数都是支链淀粉,一般能占60%~80%。

【能量补给站】

葡萄糖和淀粉没有本质区别,吸收之后都是葡萄糖。所以,不同的富含碳水化合物的食物之间的差别,没有我们想象的那么大。

最后我们说一下糖原。糖原,我们以前经常提到,它也是一种碳水化合物。生物会储存糖,植物是以淀粉的形式储存,而动物,就是以糖原的形式储存。

糖原,也是由一串葡萄糖构成的。在人体内,糖原主要储存在肝脏和肌肉里,肝脏里的叫肝糖原,肌肉里的叫肌糖原。

肝糖原,主要的作用是在血糖不够的时候,分解为葡萄糖进入血液,稳定血糖。肌糖原不能直接变成血糖,它的作用主要是在肌肉收缩时快速提供能量,当我们做足够高的强度运动时,比如运动员跑马拉松,肌糖原就成了运动的主要燃料。

4.3 你其实不懂"快碳"和"慢碳"

很多人都知道"快碳"和"慢碳",但不一定真的明白这两个概念。

所谓"快碳",是指升血糖速度快的碳水化合物。"慢碳",就是指升血糖速度慢的碳水化合物。比如葡萄糖和果糖相比,前者是快碳,后者就是慢碳。

衡量碳水化合物升血糖速度的快慢,大多数人只知道血糖指数(glycemic index, GI),其实血糖指数只是评价碳水化合物"快慢"的一个因素,除此之外,还要考虑混合食物当中有什么东西,以及碳水化合物食物的形式,是固体还是液体。如果是液体,还要考虑碳水化合物液体的浓度等因素。

我们先说一下 GI,也就是血糖指数。

通俗地说,就是一种含碳水化合物的食物,被人吃进去后升血糖速度快慢的指标。它是通过人体测量出来的,给被测试者吃 50g 的某种碳水化合物,然后测量被测试者的血糖变化。

葡萄糖或白面包一般被作为基准食物,研究者把它们的 GI 设定为 100,别的食物来跟它们比。假设,含有 50g 碳水化合物的某种水果,升血糖速度是 50g 纯葡萄糖的一半,那这种水果的 GI 就被定为 50。

【知识点】

不同的团队,不同的被测试者,不同的基准食物,最终得出的食物 GI 都不一样。所以,食物 GI 不是一个固定不变的数值,它只是个大概数据,如果我们在不同的地方看到同一种东西的 GI 不一样,一点也不用奇怪。

食物 GI,具体数据意义不大,我们能分出高 GI、中等 GI、低 GI 食物就可以了。

下面,给大家提供一些常见的食物 GI 参考值。

食物类	食物名称	GI
糖类	葡萄糖	100
	绵白糖	84
	蔗糖	65
	果糖	23
	麦芽糖	105
	蜂蜜	73
	胶质软糖	80
	方糖	65
谷类及制品	面条（白细，煮）	41
	意大利面	49
	乌冬面	55
	挂面	57
	荞麦面条	59
	馒头（精制小麦粉）	85
	荞麦馒头	67
	白面包	75
	全麦面包	74
	烙饼	80
	油条	75
	米粉	54

食物类	食物名称	GI
谷类及制品	大米粥	69
	大米饭	82
	黑米饭	55
	糯米饭	87
	莜麦饭(整粒)	49
	燕麦饭(整粒)	42
	玉米(甜,煮)	55
	玉米面粥	50
	小米粥	60
薯类、淀粉及制品	甘薯(红,煮)	77
	马铃薯(煮)	66
	马铃薯粉条	13.6
	马铃薯片(油炸)	60
	南瓜	75
	山药	51
	芋头	48
豆类及制品	豆腐(炖)	32
	豆腐干	24
	绿豆	27
	鹰嘴豆	33

食物类	食物名称	GI
豆类及制品	豌豆	42
	芸豆	24
蔬果类及制品	胡萝卜	71
	苹果	36
	梨	36
	桃	28
	葡萄	43
	葡萄干	64
	香蕉	52
	西瓜	72
乳及乳制品	牛奶	27.6
	酸奶(加糖)	48
速食食品	披萨饼(含乳酪)	60
	汉堡包	61
	白面包	88
	小麦饼干	70
	苏打饼干	72
饮料类	橙汁(纯果汁)	50
	可乐饮料	40

食物类	食物名称	GI
饮料类	芬达软饮料	68
	啤酒	66
混合食物	馒头 + 酱牛肉	49
	饼 + 鸡蛋炒木耳	48
	米饭 + 鱼	37
	牛奶蛋糊 / 牛奶 + 淀粉 + 糖	43

数据来源:杨月欣.中国食物成分表标准版.6 版.北京:北京大学医学出版社,2018.

以上数据,是把葡萄糖设定为基准(GI 为 100),别的食物跟它对比得出的。

有些食物的血糖指数,跟我们的认知反差很大。比如蔗糖,我们觉得很可怕,那么甜,实际上蔗糖的 GI 是 65。烙饼的 GI 是 80,大米饭是 82,蔗糖居然不如这两种食物升血糖快。

再看,可乐的血糖指数只有 40,比胡萝卜还低。所以,食物甜不甜,跟血糖指数高低没有必然联系。

果糖别看是单糖,血糖指数却很低,只有 23。原因我们在前面讲过。

所以,蔗糖为什么血糖指数不高? 就是因为它有一半都是果糖,这样就拉低了它升血糖的速度。而大米饭的碳水是淀粉的形式,淀粉里都是葡萄糖,升血糖速度就很快。

食物的血糖指数,跟甜不甜没有多大关系,"健康"的食物,不代表血糖指数就低,"不健康"的食物,不代表血糖指数高。

还有一个因素。我们吃的食物中,往往不是一种东西,比如一顿饭,我们吃了肉、米饭,还有蔬菜。进到胃里面,都混到一块儿了。这样,消化慢的东西,就把消化快的东西的消化速度给拖慢了。

我们来看看 GI 参考值中混合食物的 GI。米饭单独吃,GI 很高,但跟鱼一起吃,混合食物就变成了低 GI 食物。其他碳水化合物也是一样,比如馒头加肉。

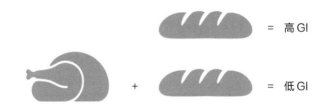

很多人吃东西,很看重食物的 GI,觉得吃了高 GI 食物就了不得了,其实对于食物 GI,大家不需要太紧张。因为我们平时吃东西都是吃混合食物,高 GI 的东

西,也要看跟什么东西一起吃。

而且,食物的加工方式、储存方式、吃多吃少,甚至调味料,都会影响食物的 GI。

比如,胡萝卜生吃和做熟吃,GI 差别会非常大。固体食物,我们一顿吃得多,胃排空会变慢,食物 GI 就会变得低一些。醋也会降低食物 GI。

所以,我们觉得吃了高 GI 食物,但最终食物 GI 是多少还不一定。一般来说,对健康人来说,除非是增肌者在碳水化合物特殊补充节点需要考虑食物 GI,其他时间都不需要考虑。

人们怕 GI,最终怕的是胰岛素,但有的食物即便 GI 高,如果吃得少,也不会刺激过多的胰岛素分泌。

这就是说,吃碳水化合物,当然还要考虑量的问题,这就产生了一个数值叫血糖负荷(glycemic load,GL)。这个数据比 GI 靠谱得多。

$$GL = GI \times 碳水化合物含量(g)/100$$

如果考虑胰岛素的话,吃低 GL 的食物,比吃低 GI 的食物要更有意义。

我们再简单说一下影响碳水化合物吸收“快慢”的其他因素,这主要用在碳水化合物不作为基础饮食,而是作为运动补充剂的时候。

比如,在力量训练中,我们希望补充的碳水化合物能迅速被身体吸收,希望这种碳水化合物是"快碳"。

首先,就需要在补充的形式上有所选择。一般来说液体要比固体好。通常情况下,液态碳水化合物相对更容易吸收,血糖升高得更快。而且,液体的优点还体现在适口性和消化道接受度上。训练的时候,固体的东西不容易吃进去,吃固体食物也可能会引起胃部的不适感。所以,一般力量训练时的补充碳水化合物,液体形式比较理想。

其次,碳水化合物溶液的浓度,会影响胃排空的速度。浓度太高,胃排空会慢一些,这样溶液吸收就慢。所以一般建议,训练中补充碳水化合物溶液,浓度在6%~8% 比较理想,大多数运动饮料也都是这个浓度。超过 10%,胃排空速度就会明显变慢了。

4.4 增肌,胰岛素和睾酮同样重要

这一节,我们讲一下胰岛素,它是跟碳水化合物关系最密切的激素。

现在社会上,由于各种伪科学宣传让胰岛素的名声变得很坏,以至于很多人认为,胰岛素是让人变胖的罪魁祸首,甚至是百病之源。

实际上,胰岛素是人体非常重要的一种激素,正常的胰岛素分泌当然不会造成问题。甚至人在空腹的时候,血液中也有少量胰岛素。如果没有胰岛素,人甚至无法存活。

而且你可能不知道,胰岛素对增肌也非常重要。

说到增肌,很多人会自然想到睾酮,但胰岛素的作用一点也不比睾酮逊色。胰岛素是一种重要的合成代谢激素,实际上在体育运动界,尤其是力量训练和健美圈子里,长期存在着滥用胰岛素的情况。

胰岛素最主要的作用就是降低血糖。我们人体有

很多升血糖的激素,但是降血糖的,只有胰岛素一种。

激素都有"寿命"(所谓半衰期),胰岛素的半衰期不长,时间只有 5~6 分钟(也有数据说是 3~5 分钟)。所以,胰岛素的升高比较快,但下降得也快。

一顿饭后,我们血液里的胰岛素可能提高 5~10倍,但之后很快也会恢复到正常的水平。而有胰岛素抗体的糖尿患者的血浆胰岛素的半衰期要明显长好几倍。

再次提醒大家,只有存在胰岛素代谢问题的人,才需要考虑胰岛素的问题。我们不应该拿这些人的情况来"恐吓"健康人,制造"胰岛素威胁论"。

胰岛素降血糖,主要是通过利用血糖和减少血糖再增加这两条途径。我们只讲第一条途径。

葡萄糖进入血液,就变成了血糖。饭后,我们吸收了大量葡萄糖,血糖升高,胰岛素就会把葡萄糖从血液"送"到肌肉或者脂肪里,这样血液里的葡萄糖少了,血糖降低,这就是利用血糖。

胰岛素"送"血糖进入肌肉,这些血糖就变成了肌糖原。胰岛素是怎么做到的呢?

形象地说,血糖要进入肌肉细胞,需要特殊的"车"运进去,这种车叫"葡萄糖转运蛋白",这是一类蛋白质,大家最熟悉的可能是 GLUT4(葡萄糖转运蛋白里最重要的一种）。

葡萄糖通过血液循环，到了肌肉细胞外面等"车"，GLUT4来了，葡萄糖坐上这个"车"，就进入了肌肉细胞里面。那胰岛素起什么作用呢？胰岛素的作用就是帮葡萄糖"叫车"。胰岛素跟肌肉细胞上的受体结合之后，GLUT的活性就被激活了。

顺便说一下，让葡萄糖进入肌肉细胞里还有一种方法，就是运动。运动可以不依赖胰岛素就激活GLUT，把葡萄糖送进肌肉细胞里。肌肉收缩的时候，GLUT也能活化，跟有胰岛素的时候结果一样。

所以，运动也是降血糖的好方法。甚至可以简单地认为，运动"等于"胰岛素。一个人，运动得多，那么胰岛素需要得就少。对于有糖尿病或者糖代谢问题的人来说，规律的运动非常重要。

胰岛素让血糖进入肌肉，合成肌糖原，这对增肌极为重要。因为我们知道，增肌训练的主要能量物质就是肌糖原，如果我们连足够的训练都无法满足，根本谈不上肌肉增长。

而且，胰岛素在运送血糖进入肌肉的同时，还能把氨基酸送入肌肉里，给合成肌肉蛋白质提供材料。不仅如此，胰岛素还能直接促进蛋白质合成，抑制肌肉蛋白质分解，让肌肉增长。

所以,胰岛素对增肌非常重要,没有足够的胰岛素,想要增加肌肉是几乎不可能的。

接着我们再来说一下胰岛素的调节因素,主要讲讲饮食和胰岛素的分泌。

增加胰岛素分泌的因素主要是血糖的升高(有些氨基酸也能刺激一定量的胰岛素分泌)。这里需要注意,血糖不升高,仅仅品尝甜味,不会让胰岛素明显升高。部分甜味剂会影响血糖,但程度也非常有限。有人会想,我嘴里尝到甜的味道了,那胰岛素提前升高,好像也合情合理,给降血糖做准备嘛。那你想得太简单了。

我们在尝到食物的时候,甚至在想着食物的时候,消化系统的确会产生反应,为消化食物做一些准备。有些准备是可以的,因为即便做了准备,就算没吃到食物,对身体也没什么太大的损失或者伤害。

但胰岛素可不一样,胰岛素有强大的降血糖作用,这绝不是闹着玩的,身体根本不可能允许在血糖没有实际升高的时候大量分泌胰岛素来"做准备",这样人会出现危险的低血糖,严重的时候甚至可能致命。所以,胰岛素分泌的增加永远是稍微滞后的,只有血糖确实升高了,它才大量分泌。

当然,口服葡萄糖比输液注射葡萄糖更能刺激胰岛素分泌,这并非"口味"的问题,主要是胃肠激素的影响。

最后有人可能会说,胰岛素虽然能促进肌糖原合成,促进肌肉合成,但胰岛素也能把葡萄糖送到脂肪细胞里面合成甘油三酯,所以胰岛素会让人发胖啊!

胰岛素的确有促进脂肪合成的作用,但是如果没有多余的热量摄入,再多的胰岛素也不会让人发胖。人发胖,当然要有"材料"。这就好像没有砖头水泥,有再多建筑工人,也盖不起大楼一样。

让人变胖的不是胰岛素,而是超量摄入的能量物质。假设你的饮食中碳水化合物含量极高,引起大量胰岛素分泌,但只要你热量摄入均衡,没有多余热量,你也不会胖。反过来说,假如你高脂肪饮食,即便不吃碳水化合物,只要热量摄入明显过量,人照样会胖。

如同德国耶拿弗里德里希·席勒大学医学博士,著名营养学家克里斯蒂安·冯·勒费尔霍尔茨所说:"胰岛素其实一直都是替罪羊……最终对减脂有效的还是能量负平衡,是它让我们的体重发生了变化!"

4.5 碳水循环——一种非常好的减肥方法

只要讲碳水化合物和减肥的关系,就不得不再啰唆几句,人胖,并不是吃碳水化合物吃胖的,肥胖的根本原因是过剩的热量。

从古至今,从中到外,绝大多数地球人都在吃主食,为什么有的胖,有的瘦?

发达国家胖子多,不发达国家瘦子多,比如非洲一些贫穷的国家,老百姓的食物来源主要是高碳水化合物主食,一般吃不起肉,为什么非洲人普遍都很瘦?

我们国家过去生活条件不好的时候,老百姓也是吃主食比吃肉多,为什么那时候胖子比现在少?

发现了吗?只要我们动动脑子,就很容易找到批驳"碳水化合物致胖论"的依据。

对"碳水化合物威胁论"的讨论这里不赘述。减肥,最好的方法还是低脂肪适量碳水化合物饮食。低碳水化合物饮食,甚至生酮饮食唯一的好处,只是在减肥前期,减体重和减脂速度稍微快一点而已,但是却有非常多的坏处。

好了,我们重点讲碳水循环减肥,碳水循环也有很多版本,设计和处理上是很灵活的,我们只讲最优的方案。

碳水循环减肥,在高蛋白、低脂肪和合理热量缺口的饮食基础上,碳水化合物高低循环摄入来达到减肥目的的。

碳水化合物摄入要高低循环,所以碳水循环饮食分"低碳水日"和"高碳水日"。

低碳水日,一般要求碳水化合物摄入量很低,比较理想的建议是每天不超过 50g 碳水。高碳水日,碳水化合物可以不限量吃饱。

低碳水日,饮食需要有热量缺口,而高碳水日因为碳水化合物可以不限量吃到饱,所以不考虑热量缺口,甚至允许热量超量摄入,只不过多摄入的热量,也是要由碳水化合物产生的,脂肪的摄入量仍然要严格控制。

碳水循环,以前一般被推荐给增肌者。有人认为碳水循环能促进增肌,理由是在低碳水化合物饮食之后高碳水化合物饮食,更多的能量物质会"进入"肌肉。

其实出现这种情况并不意外,低碳水之后的高碳水,葡萄糖肯定是会更多进入肌肉细胞,理论上氨基酸进入肌肉细胞可能也会更"活跃"。但是低碳水化合物饮食之后的高碳水化合物饮食，能不能让肌肉蛋白质合成速率提高，目前还缺乏证据。

所以，对于增肌者来说碳水循环没有明确的作用（对肌肉蛋白质合成的增加没有明确的作用），但对于肌肉体积来说是另外一回事。因为肌肉体积的大小，不仅仅取决于肌肉蛋白质的多少，还取决于肌肉当中水分的多少。

碳水循环，高碳水日之后肌肉会显得更饱满，这是明确的事，我们知道，这就是肌糖原的超量储存。但是，高碳水之后的低碳水饮食，会让肌肉内肌糖原大量消耗，肌肉的饱满程度又回到较低水平了。所以，碳水循环拿来增肌其实不一定有意义。除非是在健美选手备赛时使用。

碳水循环对增肌没有明确的好处，但对于减脂是有好处的。

1. 低碳水本身有利于短期减脂。这件事咱们刚才讲过，低碳水的前期，脂肪的减少确实要更多一些。但持续低碳水减肥会带来很多"副作用"，而碳水循环则规避了这些负面影响。

2. 碳水循环的高碳水日，碳水超量摄入也不用担心，因为这时超量摄入的碳水化合物只会变成超量储存的肌糖原，储存到肌肉细胞里，不会变成脂肪。在减肥的过程中，可以阶段性放心多吃，这对于保持减肥时的良好心态非常有好处。

减肥的时候，心态是最重要的。比如长期使用一种减肥方法控制饮食，很少有人能坚持下来。但是如果几天低碳水之后，可以高碳水，那么对于减肥者来说就好坚持多了。通俗地说，饮食起码有盼头。

3. 没有持续低碳水的"副作用"。比如乏力、情绪波动、运动能力降低等。碳水循环，对这些"副作用"有平衡和改善作用。

对碳水循环减肥的第二点优势，我详细解释一下。低碳水日之后的高碳水日，碳水真的可以"随便吃"吗？

在第 2 章我们讲健美选手备赛充碳的时候，肌糖原填充阶段就要求选手持续的高碳水化合物摄入，但研究和实践都证明，这样完全不会让选手明显增加脂肪。

有几项经典研究都发现，在正常碳水饮食的情况下，突然一次性摄入 500g 碳水化合物，体重都不会增加，或只会增加 2~9g 的微量脂肪。

500g 碳水化合物相当于约 2kg 米饭。也就是说，只要你之前碳水化合物不是持续过量，而是正常量摄入的话,那么一次摄入较大量的碳水,几乎不会增加脂肪(即便不配合运动也是这样,但配合运动效果更好)。

而碳水循环,是在低碳水饮食后再高碳水,这就更加不会让超量摄入的碳水化合物变成脂肪了。

我给大家详细算一笔账。一个普通人低碳水 2~3 天后,肝糖原、肌糖原大量消耗,那么之后高碳水饮食,要把消耗的肝糖原和肌糖原的补充上,加上超量恢复,保守来算也要有 400g 左右的葡萄糖。

另外,人体大脑等中枢神经细胞、红细胞、部分免疫细胞,一天基本还要消耗 200g 左右的葡萄糖,这就是 600g。

也就是说,一个中等身材的男性,低碳水日之后,一天吃 600g 碳水,这些碳水完全没有机会盈余出来,没有机会变成脂肪。这还不算高碳水日碳水的直接氧化。

600g 碳水是非常大的量,只要不吃添加糖,同时控制好脂肪的摄入,一般人就算使劲吃,也很难在一天内吃这么多。

注意,碳水循环只允许碳水化合物有时可以随便吃,而始终要控制脂肪的摄入,做到低脂肪饮食。

所以说,使用碳水循环减肥,在高碳水日,基本上碳水化合物可以随便吃。当然,这时一定要吃纯碳水,不能附带着把脂肪也吃进去。比如你可以吃米饭、馒头，但是西点、甜点就不行了，因为里面脂肪含量通常非常高。

碳水循环是非常好的减肥方法，当然，这仍然是针对健康人。有些人并不适合碳水循环，因为不能接受低碳水。

那么，碳水循环减肥具体应该怎么吃呢？

首先从总体来看，3天低碳水日，2天高碳水日如此循环，而且只需要在低碳水日做出热量缺口（建议500kcal/d），高碳水日可以有热量盈余。

【能量补给站】

再次强调，高碳水日的热量盈余，只能通过碳水化合物来摄入多余的热量。这并没有打破减肥的热量差原则，因为超量摄入的热量没有机会转化为脂肪，可转化为脂肪的热量仍然是有缺口的。而对于脂肪的摄入，不管是低碳水日还是高碳水日，都要求低脂肪。

使用碳水循环减肥，应注意一下几点。

1. 碳水循环的设计可以很灵活，但低碳水日时间不能太长，一般不超过3天。

2. 碳水循环减肥,不管低碳水日还是高碳水日,都要求低脂肪饮食。低碳水日不超过总热量的30%,高碳水日不超过总热量的25%(详见第5章"关于脂肪的摄入建议")。

蛋白质方面,不管是低碳水还是高碳水日,蛋白质摄入量都建议至少达到第3章里我们对减脂人群蛋白质的摄入要求,建议摄入量为每天2~2.2g/kg,低碳水日摄入的蛋白质还可以在此基础上适当提高。

3. 低碳水日,蔬菜、牛奶、酸奶里的碳水化合物不计算入总碳水化合物摄入量。

4. 高碳水日,碳水化合物摄入可以不限量,但是一定注意不可以吃撑,任何一顿饭,只要吃到基本饱就停下。

5. 最后,碳水循环的高碳水日虽然脂肪不会增加,但是体重一定会增加,因为身体增加了糖原和水分。所以我们要对这种健康体重的增加做好心理准备。

| 碳水化合物少于50g、低脂肪、高蛋白、热量缺口为500kcal。**低碳水日** | 3天 → | 碳水化合物至饱腹、低脂肪、高蛋白(基本相当于只改变碳水化合物)。**高碳水日** | 2天 → | 碳水化合物少于50g、低脂肪、高蛋白、热量缺口500kcal。**低碳水日** |

6. 碳水循环减肥最好配合运动,每天保证中等强度运动 30~60 分钟。另外,在保证安全的前提下,建议在低碳水日加少量高强度运动。关于运动强度的衡量方法,见第 5 章相关内容。

4.6 增肌该怎么吃碳水化合物

增肌人群的碳水化合物摄入,还是应该围绕三点"金原则":什么时候吃? 吃什么? 吃多少?

这一节是实用内容,我们简单明了讲方法,少涉及理论知识。

◆ 我们先说说"什么时候吃碳水化合物"的问题。

增肌人群的碳水化合物摄入,整体分为:基础饮食(每天几餐)和围训练补充(训练前、中、后补充)两部分。

增肌者,基础饮食碳水化合物一定要吃够,这是非常重要的。很多人重视蛋白质摄入,但忽略了碳水化合物,不夸张地说,这是导致很多人增肌效果不好的重要原因。

碳水化合物对增肌如此重要，主要是因为。

1. 碳水化合物摄入不足，肌糖原储量明显降低，这会直接降低增肌者力量运动能力，影响增肌训练质量。

2. 碳水化合物不足，容易造成中枢神经疲劳，影响训练热情。

3. 碳水化合物有"保护"肌肉的作用。

4. 肌糖原和其附带的水分也是肌肉的一部分。

同时，增肌者围训练的补充，也就是训练前、中、后的补充也非常重要（这很像蛋白质）。合理的补充有利于肌糖原的恢复和超量储存，并且可以直接促进肌肉蛋白质合成，抑制肌肉蛋白质分解。

另外注意，在围训练补充时，训练前、后，建议都要补充碳水，在训练中可以酌情补充，如果一次训练时间不超过 1.5 小时，训练中可以不补充。

◆ 接下来我们说说"吃什么碳水化合物"的问题。

碳水化合物"吃什么"，就是在讲合理选择碳水化合物 GI。

很简单，基础饮食，建议吃中或高 GI 碳水化合物，而围训练饮食，建议吃高 GI 碳水化合物。这一点，跟我们之前讲过的备赛充碳时建议是一样的。

基础饮食的碳水化合物来源,建议以小麦、燕麦、米饭、土豆为主,搭配一些薯类、玉米和水果。围训练的碳水化合物,建议使用葡萄糖溶液或麦芽糊精溶液。

◆ 最后说"吃多少碳水化合物"的问题。

● 基础饮食

没有大量有氧运动的增肌人群,基础饮食(除训练前、中、后的补充)的碳水化合物摄入不应低于 3g/kg,这已经是相当低的建议量了。

当然,碳水化合物的摄入量,也可以按照摄入热量的比例来算,这样建议每天摄入的热量中,45%~55%的热量来自碳水化合物。

如果增肌者有额外的有氧运动,那么有氧运动消耗的热量,都要折算为碳水化合物来摄入。比如,额外的有氧运动消耗了 800kcal 热量,那就要额外补充 200g 碳水化合物(每克碳水化合物热量为 4kcal)。

● 训练前、中、后的补充

训练前、后碳水化合物摄入,建议 0.5g/kg。训练中如果补充,建议每小时均匀摄入 60g 碳水化合物,基本相当于每小时喝一瓶运动饮料。

操作上,把训练前、后的碳水化合物跟蛋白粉一起冲饮就可以了。

很多人会觉得,围训练的补充量比较大,算下来,自己需要补充很多"糖",这真的"正常"吗?

其实,我们平时去快餐店喝一杯可乐,里面就可能含有 100g 左右的糖。很多人喝可乐不觉得什么,这是因为没有真的看到白花花的糖溶解到可乐里。

实际上,对于不运动的人来说,确实不建议摄入过多的糖。但是对增肌人群又是另一回事,运动者对所谓"不健康饮食"的接受空间要大得多。比如添加糖,对有足量运动的健康人来说一般不会造成什么问题。

而且,普通人和增肌人群的目的也不一样。增肌人群渴望最大化增大肌肉,所以在营养摄入的建议上,考虑的就是怎么达到这一目的。

这就好像,有氧耐力人群可能需要每天通过添加糖来大量摄入热量,但这是运动需要,运动营养学界要根据实际情况给予建议。

选读内容:运动对胰岛素水平的影响

首先,我们解释一下什么叫"胰岛素抵抗"。说到胰岛素,我们总会听到一个词,叫"胰岛素抵抗"。通俗地说,胰岛素抵抗,就是肌肉不能很好地接受血糖,虽然胰岛素水平不低,血糖也不低,但是胰岛素不能很好地把血糖送到肌肉里。

在这种情况下,血糖水平居高不下,身体只好增加胰岛素的分泌,希望用更多胰岛素解决这个问题。胰岛素抵抗继续发展,会引起很多问题。

为什么有些人会出现胰岛素抵抗呢?归根结底,这可能是我们进化过程中的自然选择。

我们可以设想一下,远古时期,食物缺乏,人类的食物有限,血糖水平有限,所以血糖怎么分配就很重要。

人体需要血糖的地方主要是肌肉和大脑。肌肉能利用糖,也能利用脂肪,但大脑只能利用糖(除非饥饿后期)。所以,有限的血糖,肌肉"拿走了",大脑就不够了。大脑吃不饱,可能对古人的生存繁衍影响最大。

从现在对古人类的研究来看,人类能够一路走到现在,更可能是靠脑力而不是蛮力。所以,肌肉不跟大脑争抢有限的葡萄糖,这对于远古人类来说是一个优势。胰岛素抵抗,恰恰相当于肌肉把血糖留给大脑。所以很可能,远古时代有胰岛素抵抗基因的人,在生存上是有优势的。

于是这部分人存活了下来,把这种优势基因也传递了下来。但是现在环境变了,我们面临的不是食物不足,而是食物过量,所以胰岛素抵抗就从优势变成了劣势。

接下来我们来讲运动对胰岛素的调节。

运动对胰岛素的影响,核心就是四个字——分泌减少。这很好理解,运动的时候我们需要血糖,尤其是强度较高的运动和持续的运动,我们需要依靠升高的血糖来提供高效率的能量物质。

如果这时胰岛素水平也高,血糖水平则会降低,显然,这跟运动时我们身体的需要相悖。

运动时胰岛素水平降低,主要跟运动强度和时间有关。高强度运动,胰岛素水平降低的会更明显。原因是,低强度运动对脂肪的依赖比较高,对糖的利用比例不大,所以不需要血糖明显升高。运动强度升高时,情况则正好相反。

一般来说,运动强度要超过 50% 最大摄氧量,也就是中等强度,才会使血浆胰岛素水平降低。

运动时间也同样会影响胰岛素水平。中高强度运动时间越长,运动肌群越依赖血糖。所以,一定强度的运动,时间越长,胰岛素水平一般越低。

运动的时候,胰岛素水平降低的同时,升血糖激素也会提高。在人体内,升血糖激素和降血糖激素是对抗的,但升血糖激素的"势力"要更强一些。

首先,升血糖激素"人多势众",肾上腺素、生长激素、胰高血糖素、皮质醇这些激素都是升血糖激素,降血糖的激素就只有胰岛素。

第二,在进化过程中,升血糖一定比降血糖重要。远古人类不会经常有特别多的血糖需要去处理,但关键时刻如果血糖升不上来,运动能力不足,则会性命攸关。

运动时胰岛素水平下降,而且随着运动强度的提高,胰岛素水平会下降很快,这时就会出现一种有意思的现象:有些强度的运动,运动刚开始时,血糖会迅速升高,而在运动一段时间之后,血糖才开始下降。

所以,都说运动降血糖,还要看什么情况。突然做 5 分钟高强度运动,这时候测一下血糖,往往是升高而不是降低。

运动时胰岛素水平降低,有利于血糖水平的升高,给强度较高的运动提供能量。另外,运动时胰岛素水平降低,还有利于身体利用脂肪,增加脂肪的氧化。我们知道胰岛素是可以抑制脂肪氧化的,胰岛素水平降低,脂肪氧化也就更活跃。

所以这就涉及一个减脂的问题,胰岛素水平低的时候,是不是更有利于减脂?

虽然理论上说是有好处的,但从目前的情况来看,还没有直接的证据能说明胰岛素水平低对减肥有现实的好处。这种好处还停留在理论层面上。

以上,我们说了运动时胰岛素水平的变化。下面我们说一下运动对基础胰岛素水平的影响。也就是回答这样一个问题:运动会不会影响我们不运动时候的胰岛素水平呢?

答案:会。

一般来说,经常运动的人,基础胰岛素水平也比较低,这主要是长期运动导致细胞胰岛素敏感性的提高,机体不需要那么多胰岛素,照样可以完成工作。所以,如果追求较低的胰岛素水平,那么养成规律运动的习惯是很好的办法。

我们都知道，对于糖尿病患者来说，规律的运动非常重要，运动本身就是一种治疗手段，一个重要的原因，就是运动可以提高胰岛素的敏感性。

一般来说，运动有助于提高胰岛素的敏感性，主要是指需要一定时间的中－高强度的有氧运动，因为这种运动对血糖的需要比较明显。肌肉需要血糖，胰岛素才会把血糖送进肌肉，胰岛素的敏感性才会被"训练"出来。

相比来说，力量训练不那么依赖血糖（肌肉当中的肌糖原一般足以应付），所以力量训练对提高胰岛素敏感性的作用似乎相对较弱。但力量训练可以增肌，肌肉量大了，也能"消化"更多的血糖，所以对于控制血糖还是有帮助的。

高强度间歇性运动（HIIT），看起来好像是不需要血糖，但有意思的是，这种运动似乎也会明显提高胰岛素的敏感性。

这里顺便讲一个有趣的知识点。大家也可以猜一下，Ⅰ型肌纤维（偏重有氧耐力运动的肌纤维）和Ⅱ型肌纤维（偏重力量输出的肌纤维），哪种肌纤维的胰岛素敏感性更强？

答案是Ⅰ型肌纤维。因为Ⅰ型肌纤维主要跟有氧耐力能力相关，对血糖的消耗更多。相比而言，Ⅱ型肌纤维，尤其是ⅡB型，胰岛素敏感性就要差一些。

所以，粗略对比后，一般耐力运动员的整体肌肉胰岛素敏感性要高于力量型运动员，因为前者的Ⅰ型肌纤维比例要大得多。甚至有研究发现，肥胖者的ⅡB型肌纤维比例更大，整体的胰岛素敏感性较差可能也与此有关。但是否真的是这样，目前也还不是很清楚。

亦正亦邪

—脂肪

5.1 肥肉就是饱和脂肪吗

这一章我们讲脂肪的话题,首先回答一个问题,脂肪是什么?

在我们的食物里,直观地看,脂肪主要就是两类东西——油和脂,具体说,就是植物油和动物肥肉。当然,几乎所有食物里或多或少都有脂肪,牛奶里有,鸡蛋里有,大米白面甚至蔬菜水果里都有。

带有学术味道的讲法,脂肪属于脂类当中的一类,还有一类叫类脂,包括磷脂和固醇等。所以可以认为,食物当中的胆固醇也可以算是广义上的脂类。

老百姓对脂肪的认识其实很混乱，因为有很多复杂的叫法，比如饱和脂肪、不饱和脂肪、反式脂肪、氢化脂肪等等。

我们以饱和脂肪为例，很多人认为，饱和脂肪就是肥肉，其实并没有那么简单。几乎所有的脂肪，里面都既有饱和脂肪酸，也有不饱和脂肪酸。也就是说，所有的脂肪都是混合脂肪。

只不过，动物脂肪里面往往饱和脂肪酸比例比较高，而大多数植物油里面，不饱和脂肪酸比例比较大而已。

但有个别植物油，比如椰子油、棕榈油，里面的饱和脂肪酸比例比常见的动物油还高。所以，这些植物油，不但是饱和脂肪，而且饱和程度超过动物油。

我们看下面的图表。

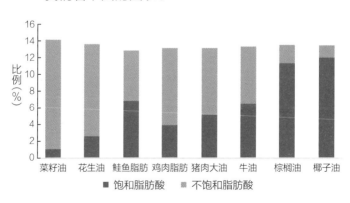

常见膳食脂肪中饱和、不饱和脂肪酸大致比例示意图

我们能看到,鸡肉脂肪、猪肉大油、牛油这些动物脂肪,其中饱和脂肪也只占一定的比例,并不全是饱和脂肪。

而且,很多人觉得不含饱和脂肪的植物油,比如菜籽油、花生油等,其实里面也有饱和脂肪。从经验上,我们把植物油放进冰箱里,油会一定程度变得浑浊凝固,这就是里面的部分饱和脂肪遇冷凝固了。

最后,饱和程度最高的油,反倒是棕榈油、椰子油这类植物来源的油,它们基本上都是饱和脂肪。

所以,脂肪饱和不饱和,都只是一个程度的描述。准确的描述应该是:多数动物来源的脂肪饱和程度较高,多数植物来源的脂肪饱和程度较低,而任何脂肪里,都有饱和脂肪酸,也有不饱和脂肪酸。

学完这一章,你会了解以下这些重要的知识。

➢ 脂肪和脂肪酸是一回事吗?

➢ 中链脂肪酸能帮助减肥吗?

➢ 反式脂肪和氢化脂肪有什么关系?

➢ 什么是必需脂肪酸? 怎么保证充足摄入?

➢ 为什么说橄榄油能"促睾"?

➢ 人可以想胖哪儿就胖哪儿吗?

➢ 怎么让身体在停止运动一段时间后,还能高效消耗热量?

➢ 怎么在减肥的时候多减一点肚子?

➢ 什么是肌内脂肪? 它跟减肥有什么关系?

➢ 空腹有氧运动能更有效减肥吗?

➢ 减脂和增肌人群分别应该如何对待饮食脂肪?

➢ 褐色脂肪到底是什么?

5.2 椰子油能减肥吗

我们平时经常会听到"脂肪酸"这个词,脂肪跟脂肪酸到底有什么区别? 有什么联系? 单不饱和脂肪酸、多不饱和脂肪酸、反式脂肪酸、氢化脂肪酸都是什么东西呢?

通俗地说,脂肪主要是由脂肪酸构成的,这有点像蛋白质和氨基酸的关系。

我们说的饱和脂肪、不饱和脂肪,其实严格来说,应该叫饱和脂肪酸和不饱和脂肪酸,因为脂肪酸构成脂肪之后,里面既有饱和脂肪酸也有不饱和脂肪酸。

只不过,习惯上,我们可以把脂肪酸直接叫作脂肪,大家都能明白是怎么回事。反而是严格区分脂肪和脂肪酸,会显得有点别扭。

跟我们关系最近的脂肪,就是下面这种东西——甘油三酯。

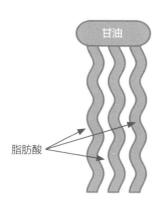

甘油三酯,就是 1 个甘油分子连接着 3 个脂肪酸分子。我们吃的食物里的脂肪,和我们身体里储存的脂肪,约 95% 都是甘油三酯。

我们再看一下脂肪酸的示意结构。

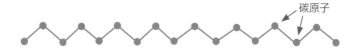

脂肪酸,我们把它简单理解成一串碳原子就可以了(虽然真实的脂肪酸要比这个复杂得多,但我们为了实际应用,不能把内容讲的太复杂)。不同的脂肪酸,里面的碳原子不一样多,有的是一串很长的碳链条,有的短一些。

长链脂肪酸,一般里面的碳原子在 12 个以上,6 个以下的属于短链脂肪酸。中间的是中链脂肪酸。

食物中的脂肪和身体储存的脂肪,绝大多数是长链脂肪酸,中链和短链脂肪酸比较少。

食物中比较特殊例子,如椰子油里面,中链脂肪酸比例很大。牛奶则能提供一些短链脂肪酸。人体的肠道细菌把膳食纤维分解,也能产生短链脂肪酸。

这里我们重点说一下中链脂肪酸,因为它常被作为一种运动补充剂来宣传。

能成为运动补充剂,很大程度上是因为中链脂肪酸消化吸收利用都很快。相比起来,食物中的长链脂肪酸在消化吸收后,需要先通过淋巴系统运输才能进入血液循环。在燃烧利用的时候,也需要肉碱"帮忙",所以利用起来比较慢。

消化吸收利用快,这让中链脂肪酸具备了糖类的特征,不太像脂肪。所以有氧耐力运动员就想要在比赛时补充它,这样就可以节省自己身体里的糖类储存。

但中链脂肪酸有一个致命的弱点，那就是一次性摄入不能太多，否则会引起腹痛、腹泻等问题，这限制了它的可利用程度。

一般来说，大多数人一次最高耐受中链脂肪酸的量只有约 30g，再多就会出现明显的腹部不适感。30g 脂肪只能提供 270kcal 热量，在有氧耐力赛中，这点热量实在起不到什么作用。

中链脂肪酸一次性摄入超过 30g 可能引起腹泻。

而且，人类在运动时利用中链脂肪酸的速度也比较慢，一般为每小时 6~9g，这对比赛成绩的提高也是杯水车薪。

很多地方还会宣传中链脂肪酸有减脂作用，主要是说它可以通过增加产热、提供饱腹感来帮助减脂，一些相关研究确实也证实了中链脂肪酸的这些作用。但是，中链脂肪酸的减脂作用，其实并没有获得运动营养学界的肯定。商家的宣传是一回事，严谨的科学往往是另一回事。

不少研究发现，中链脂肪酸如果有帮助减脂的作用，也只在减肥的前几周有效，超过 4 周后，基本就没有什么作用了。

综合各项研究，目前学术界一般认为中链脂肪酸无法有效帮助减脂。所以我并不建议大家为了减脂去补充中链脂肪酸。

5.3 饱和脂肪酸、反式脂肪酸和氢化脂肪酸

　　饱和脂肪酸的"饱和"，到底是什么意思呢？脂肪酸的饱和程度，描述了脂肪酸上碳原子结合氢原子的情况，但想从微观上说明白这件事很麻烦，在这里，我们只用最简单形象的方法来讲解。

　　我们可以把脂肪酸理解成一辆大巴车，饱和脂肪酸就是一辆大巴车上所有的座位都坐满了人，一个空位都没有。

　　不饱和脂肪酸，则是"有空座位的大巴车"。有一个空座的，叫单不饱和脂肪酸，有两个或以上的，叫多不饱和脂肪酸。

　　有空座位，这个座位就还可以坐上人来，所以，不饱和脂肪酸的稳定性较差，容易被氧化，也就是酸败变质。单不饱和脂肪酸只有一个"空位"，多不饱和脂肪酸有多个"空位"，所以后者相对更不稳定。

　　我们吃的植物油，一般饱和程度低，里面主要是

多不饱和脂肪酸，所以相对更容易变质。植物油放久了，尤其是在接触空气并且有光照和热的地方，会产生一种味道，北方一般叫"哈喇味"，也叫"油子捻子味"。有这种味道，就说明这油不能吃了。

坚果种子脂肪含量高，而且主要都是不饱和脂肪酸，所以容易酸败，比如花生、瓜子，放久了也容易有哈喇味。

脂肪酸氧化酸败，会生成一些醛、酮之类的物质，对健康有害。让脂肪酸酸败的原因，主要是高温、水、氧气、光照等。

相比而言，饱和脂肪酸没有"空位"，稳定性比较高，不容易变质，这几乎是饱和脂肪酸唯一的好处了。

这里要注意，有人可能觉得饱和脂肪酸不健康，不饱和脂肪酸"健康"，所以不饱和脂肪酸就应该什么都好，也"不能"不稳定。实际上，任何好东西也都有缺点，所谓"坏东西"也不见得就没有优点。不饱和脂肪酸，尤其是多不饱和脂肪酸虽然优点很多，但不稳定是它的致命伤。

不饱和脂肪酸的那些"空座"，如果被氢原子"坐上去"，也就是被氢原子占据，这就产生了氢化脂肪酸。

氢化脂肪酸，就是用氢原子，人为占据多不饱和脂肪酸的空位，让它变得饱和，制成的一种饱和程度较高的植物脂肪。

植物油氢化程度越高,里面的不饱和脂肪酸就越饱和,这种脂肪也越稳定。人们利用它这种稳定性来加工食物,比如加工油炸食物的时候,食品加工商就喜欢用氢化脂肪,这样热稳定性更高,反复炸食物,油也不容易变质而影响食物味道。

在植物脂肪氢化的过程中,会产生一种"坏东西",就是反式脂肪酸。我们平时吃到的大多数反式脂肪,都是工业氢化脂肪的过程中产生的。

反式脂肪酸为什么对健康不利?我们可以形象的从"反式"这两个字去理解。反式,是说这种脂肪酸的空间结构是"反"的,这种特殊结构的脂肪酸被摄入体内,会引发一些代谢上的不良改变。

一般来说,长期过量摄入反式脂肪酸,主要会对心血管健康不利。我们平时饮食,应该注意尽量少吃人造黄油、人造奶油、起酥油、植脂末,和明确写着含有氢化脂肪酸的食物。

5.4 橄榄油真的能"促睾"吗

这一节我们讲讲饮食脂肪以及它的作用,尤其是健身方面的作用。

首先从健康角度来说,饮食脂肪是我们不可缺少的东西,应该吃。但用一句话总结——饮食脂肪不必吃很多,一点儿就够。

但网上有些文章,为了标新立异,会说:"你们觉得脂肪有害吗?实际上脂肪特别重要,不但可以吃,还要多吃。理由是脂肪能保暖,脂肪能缓冲身体震动,脂肪能储存能量等。"

实际上,这都是身体储存脂肪的功能,而不是饮食脂肪的功能。我们一点都不吃饮食脂肪,只吃碳水化合物,只要吃的足够多,身体也会自己合成储存脂肪。

另外,人体的脂肪组织,还兼具内分泌器官的功能,很多激素,比如瘦素、肿瘤坏死因子、白介素 -6、白介素 -8、脂联素等的分泌,都跟脂肪组织有关。这都是身体储存脂肪的功能。

食物脂肪是身体储存脂肪最高效的来源。从进化的角度讲，饮食脂肪最主要的作用，就是往我们身体里储存脂肪，用于在食物缺乏的时候提供能量。这就好像熊秋天要吃很多高脂肪的东西，往身上多储存脂肪，用来熬过寒冬一样。

但这个作用现在成了"副作用"，我们现在的问题是食物过剩，而不是食物匮乏。

所以，我们应该懂得拒绝网上那些伪科学的说法，不能把身体储存脂肪的作用，偷换成食物脂肪的作用，给我们大量摄入脂肪开方便之门。现代人并不需要太多食物脂肪。

但我们的饮食里也要有一定量的脂肪，真正的原因主要有两个。

◆ 饮食脂肪第一个重要用处，就是携载脂溶性营养素。

我们食物中的一些营养素，只能溶解在脂肪里，比如维生素 A、维生素 D、维生素 E、维生素 K。这些营养素都是脂溶性的。食物里如果完全没有脂肪，这些营养素的吸收就会出问题。

虽然饮食脂肪有这个重要作用，但并不需要我们大量摄入脂肪。任何食物里基本都有脂肪，我们完全不需要为了脂溶性营养素的摄入去单独吃什么脂肪。

◆ 饮食脂肪第二个重要用处，就是提供必需脂肪酸。

什么叫必需脂肪酸呢？我们学过了蛋白质，那么也应该能猜到，必需脂肪酸，跟必需氨基酸的意义是一样的。有些脂肪酸我们身体无法合成，又对人体正常生理活动特别重要，这些脂肪酸就是必需脂肪酸，必须靠饮食来提供。

我们平时吃的脂肪，里面有一小部分是必需脂肪酸，必需脂肪酸就靠这种方式摄入。而除了必需脂肪酸之外的脂肪酸，我们吃进去，最终也就是提供能量，或者变成肥肉而已。

必需脂肪酸包括亚麻酸和亚油酸。

亚麻酸，一般叫 n-3 系列脂肪酸，大众更熟悉的叫法是 ω-3 脂肪酸。亚油酸就是 n-6 系列脂肪酸，或者叫 ω-6 脂肪酸。绝大多数食物脂肪里面，这两种脂肪酸都有，但大多数食物脂肪里，n-3 含量都比较少，n-6 则相对较多。下面是几种常见脂肪中这两类脂肪酸的比例。

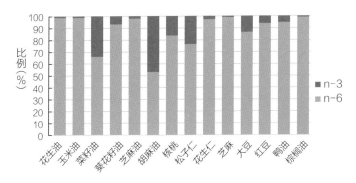

常见食物脂肪中亚油酸(n-6)和亚麻酸(n-3)比例示意图

数据来源:杨月欣,王光亚,潘兴昌.中国食物成分表.2版.北京:北京大学医学出版社,2009.

显而易见,不管我们吃什么脂肪,n-6系列脂肪酸都相对更容易获得,但跟n-6相比,n-3就少得多(注意,上图表示的是同一种脂肪里,n-3和n-6的比例,而不是n-3或n-6的含量)。

实际上,只要保证均衡足量膳食,n-6系列脂肪酸我们基本都不会缺。甚至对现代人来说,常常因为这种脂肪酸吃得太多,容易造成很多问题,但n-3系列脂肪酸,我们就容易吃不够了。

必需脂肪酸包括亚麻酸和亚油酸,我们膳食中容易缺乏的是n-3系列脂肪酸。人类必需的脂肪其实非常少,大多数食物里的脂肪都不是真正必要的。

从健康的角度讲,这两类脂肪酸需要保持一个比较理想的比例,因为 n-6 系列脂肪酸摄入太多,会引起身体炎症水平的增加,n-3 系列脂肪酸则有抗炎的作用。打个比方,这两种脂肪酸,好像"水和火"的关系一样。

从数据看,美国人饮食当中,n-3 系列脂肪酸和 n-6 系列脂肪酸的比例为 1∶20 左右,非常不理想。营养学界一般建议,n-3 和 n-6 的理想比例至少也要达到 1∶5、1∶3 或 1∶2 则更好一些。

所以,我们平时应该注意适当低脂肪饮食,这样可以减少 n-6 系列脂肪酸的摄入。在此基础上,注意吃 n-3 系列脂肪酸含量多的脂肪,增加摄入。

补充 n-3 系列脂肪酸,一种方式是多吃海鱼,再就是多吃亚麻籽油(或者我们说的胡麻油)。同时,核桃、松子里面的 n-3 系列脂肪酸也比较丰富。如果上面这些东西你平时都不吃,那吃植物油的时候,最好就选择大豆油、菜籽油、小麦胚芽油。这些植物油里面,n-3 系列脂肪酸还算相对比较多。

以上是从健康的角度来讲食物脂肪的作用。但对增肌者来说,脂肪还有更重要的作用,因为饮食脂肪跟我们的睾酮水平有关。总体来说,高脂肪饮食会提高人的基础血睾酮水平。

这对增肌者来说,可能是一个特别巨大的诱惑,但实际上,具体情况也很复杂。

第一,适当高一点的脂肪摄入,甚至只要不算很低的脂肪摄入,配合力量训练,都能提高基础血睾酮的水平,而且比单纯高脂肪饮食效果要好。这就是说,增肌者本身都有力量训练,这样其实并不需要很高的脂肪摄入量就可以提高睾酮水平了。

一般来说,有规律有效的力量训练,通过脂肪摄入的热量,不低于每日总热量摄入的 30% 就足够了。

第二,脂肪对睾酮水平的影响,也要看脂肪酸的种类。

一些研究认为,如果饮食脂肪当中多不饱和脂肪酸摄入比例增加,会引起血睾酮水平的下降。而饱和脂肪酸和单不饱和脂肪酸,则会提高睾酮水平。

所以,从增肌的角度考虑,建议脂肪的摄入以单不饱和脂肪酸为主,同时可以适当摄入饱和脂肪。于是有人建议,增肌者用橄榄油"促睾",因为橄榄油的脂肪酸构成,主要是饱和脂肪酸和单不饱和脂肪酸,多不饱和脂肪酸比例很小,从理论上说这对提高增肌者的睾酮水平确实有好处。

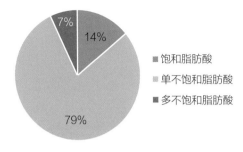

饱和脂肪酸
单不饱和脂肪酸
多不饱和脂肪酸

橄榄油中各种常见脂肪酸大致比例

但是,也不是说只要吃了橄榄油,就一定能提高睾酮水平。是否"有效",还要看整体热量摄入情况和整体脂肪摄入比例。整体上,热量摄入不能过低,脂肪摄入比例也不能太低。

第三,高脂肪饮食对睾酮水平的影响,还要看人的体脂率。确实有一些研究发现高脂肪饮食会带来睾酮水平降低,一般来说,这种情况都出现于肥胖人群。

也就是说,如果高脂饮食,把自己吃得太胖,那么血睾酮水平反而会降低。因为体脂率太高,是明确降低血睾酮水平的指标。

所以,对于增肌者来说,保证不算低的脂肪摄入是必要的,但也要注意,一定不要把自己吃得太胖。

【能量补给站】

再次强调,建议大家不拒绝一些饱和脂肪,是从增肌者这个特殊人群的角度讲的。实际上,因为增肌者有规律的训练,尤其当增肌者还安排有一些有氧运动的话,那么就算是摄入一些饱和脂肪,一般也不用担心健康问题。而从一般人群角度讲,就是另一回事了。饱和脂肪的害处,一般都体现在缺乏运动并且热量过剩的人身上。立场不同,建议当然也不同。

5.5 "胖人不胖脸"和"减肥不减胸"能实现吗

说完饮食脂肪,再说说我们身体里的脂肪。

很多人觉得,人身体里的脂肪不就是肥肉吗? 都是坏东西,其实也不是这样。

身体里的脂肪,分为储存脂肪和必需脂肪两部分,前者的作用,主要是储备热量和缓冲保护脏器,用来应对食物短缺,后者的作用则更复杂,身体必需脂肪,是维持人体正常生理活动所必需的,也是构成细胞膜的必需成分。

【知识点】

储存脂肪主要储存在人体的皮下(皮下脂肪)、腹部内脏附近(内脏脂肪),和肌肉纤维内(肌内脂肪)。

脂肪是能量密度很高的物质,不胖的人,身体里也大约有 10kg 的储存脂肪,这些脂肪当中储存着非常巨大的能量。

每千克脂肪,能储存 7 000~7 700kcal 的能量,按照 7 700kcal 计算,10kg 就是 77 000kcal。这些能量,够一个中等身材的人,什么都不吃生存 50~60 天。稍稍胖一点的人,身体里储存的脂肪折合成能量输出,也够从北京跑到广州了。听起来可能很夸张,但实际上脂肪储存的能量就是这么巨大。

另外,很多人奇怪,1 千克人体脂肪怎么只有 7 000 多千卡热量呢? 每克脂肪含有 9 千卡热量,这样 1 千克应该是 9 000 千卡热量才对。

实际上,人体脂肪里面还有很多非脂肪物质,比如一般有 10% 左右的水,还有一些蛋白质等其他物质。所以习惯上,一般认为每千克人体脂肪是 7 000 多千卡热量。

从健康角度讲,储存脂肪中,过多的内脏脂肪最不利于健康,皮下脂肪则相对好一些。

必需脂肪,则是跟人体生理相关的功能性脂肪,比如储存在骨髓里面的脂肪,心、肝、脾、肾、肠等等这些器官里,也有一些生理必需的脂肪。这些脂肪都是维持正常生理活动所必需的,我们想生存就不能没有。

一般来说,男性最少也要有 3% 的体脂率,这 3% 的脂肪是维持正常生理功能所必需的。

女性的情况比较复杂。对女性而言,除了上面说的这些之外,还有一些跟生殖相关的脂肪,也属于必需脂肪,比如乳房、骨盆、臀部和大腿这些位置储存的一些脂肪。如果这些部位的脂肪不足,那么对女性的正常生理会有影响。

所以女人太瘦,容易出现月经不调等问题。一般来说,女性身体内大约有 12% 的脂肪是必需脂肪,低于这个比例就很难保证正常的生理功能了。女孩子也不要过分追求骨感,有点脂肪是很必要的。女性身体储存的必需脂肪明显要比男性多。

过去有种说法,现在也很流行,说女性维持正常月经要有 17%~22% 的体脂肪,否则月经就不正常。但后来有很多观察研究发现,很多女性体脂率远低于这个水平,月经也很正常,高于这个水平,也不见得就都正常。

【能量补给站】

人体脂肪有"好"有"坏"。必需脂肪,是"好脂肪",人体必需要有,不能少。储存脂肪过多,可以叫"坏脂肪",从审美和健康的角度讲,储存脂肪不宜太多。但老年人情况例外,研究发现,老年人 BMI 可以稍高一些,体脂率较低的老年人死亡风险会提高。

接下来我们具体讲一下储存脂肪的分布和利用特点。

老有人问,我想增肥不胖脸行不行?我想减肥不减胸能做到吗?前者是一个脂肪分布的问题,后者是一个脂肪利用的问题。

这两个问题的答案都是:做不到。因为人体脂肪的分布和利用,基本不是我们自己能控制的。

首先,说起脂肪的分布,有些人说脂肪容易往不活动的地方堆积,你看你屁股那么胖,因为老坐着,脂肪就堆积在屁股上。实际上这种说法很可笑。

虽然从经验上来说,有些人发现,这段时间老坐着,屁股就大了,要是经常站着或经常活动,屁股就小了。但你难道没发现经常运动肚子小了,脸可能也小了吗?

这不是因为坐着脂肪就往屁股上堆积,而是因为久坐少动,热量消耗减少,容易使人发胖,所以全身都会胖,屁股上的脂肪也会增加。

而女性的脂肪更容易堆积在臀部和腿部,所以这种现象可能就更明显。而改变久坐的习惯,多活动,屁股小了,是因为脂肪被消耗了,人瘦了而已。

人的脂肪往那儿长,有自己的规律。这个规律首先跟遗传有关系,这个观点,通过孪生子育肥实验,和一些对健康普查的数据研究,基本上可以明确。

这里说的孪生子育肥实验,就是找几对双胞胎,让他们过量摄入热量导致脂肪增加,然后观察一下,看他们胖了以后肥肉都堆积在哪儿了。

实验发现,孪生兄弟姐妹之间胖的特点非常类似,要胖哪儿都胖哪儿。而一对孪生子和其他孪生子之间的对间变异性就要高得多,也就是这一对双胞胎跟另一对双胞胎相比,胖法就不一样了。实际上,双胞胎胖的方式很类似,瘦的方式也很类似,脂肪减少的情况都差不多。

另外,人体的脂肪分布特点,还受到种族、性别、年龄等因素的影响。

种族

首先,总的体脂率方面,相同的 BMI,黄种人与白种人相比,一般体脂率比较高。也就是说我们中国人和白人相比,身高体重一样,我们的肥肉要更多一些。

其次,脂肪分布方面,BMI 相同的黄种人和白种人相比,亚洲人躯干脂肪含量更高一些,也就是说,亚洲人相对有中心性肥胖的特点。

性别

大家都知道,男性脂肪的分布特点是中心性肥胖,大肚子,内脏脂肪比较多。而且,颈背、上臂、三角肌、三头肌表面,也是男性脂肪分布较多的位置。

反过来说,女性是下肢肥胖,脂肪更多堆积在臀部和大腿上。一般认为这跟激素有关系,因为女性在闭经后,会逐渐呈现出一些男性的脂肪分布特点。

从健康的角度讲,女性这种脂肪分布特点要比男性健康。而且还有一些研究认为,女性臀股部位的脂肪不但对健康相对无害,可能还有益,甚至可以改善胰岛素抵抗、脂肪代谢障碍和缺血性心脏病等问题。

所以很多女孩子说自己上身不胖就是下肢胖,很苦恼。其实换一种思路,最起码这样可能对健康有好处。

为什么说躯干胖不健康,不如下肢胖好呢?具体的机制现在还不完全清楚,但一般认为跟躯干部位比较活跃的脂肪分解有关。

这就讲到脂肪的利用问题了。减肥时,脂肪的减少是全身一起来,要瘦全身一起瘦。局部减肥是做不到的。

人体脂肪消耗的一般规律是上身和内脏脂肪更容易被消耗,瘦的比例更大,下肢脂肪就相对瘦得慢一点。所以,女孩子本身臀股部脂肪相对比较多,减肥的时候还往往比较顽固,不好减,这就造成了不少女孩子减肥后,上身已经比较瘦了,臀腿还是胖的"尴尬"。

当然,减肥的时候哪儿减得多,哪儿减得少,也有很大的个体差异,这跟每个人的基因差异有关。

但是不管是哪里容易瘦,哪里不容易瘦,这种规律对于每个人来说都是相对稳定的。也就是说,你想减肥多瘦脸,少瘦胳膊,也许有些人就是这种特征,那就很容易做到。但如果不是的话,那么通过后天的努力也很难改变。

所以,有很多人,身上已经很瘦了,但脸就是瘦不下来,这是由基因决定的,没有特别好的办法。

随着年龄的增长,不管男女,躯干部位脂肪的比例都有增加的趋势。由于个体差异,每个人的脂肪分布都各有特点,这种个体差异也是写进基因里的,后天的干预很难改变。

全世界范围内,减肥伪科学之最,就是局部减肥!记住,脂肪不能局部减少。

所以,人胖先胖哪儿,人瘦先瘦哪儿,都不是我们自己能决定的。增肥也好,减肥也罢,我们全身的脂肪都是一起增加或减少的。

5.6 局部减肥完全做不到吗

　　局部减肥是很多人很感兴趣的话题,但上一节我们已经讲过,目前来看,局部减肥,用自然健康的手段基本做不到。

　　我们不能选择减脂的部位,减肥,是全身一起瘦。

　　但是,通过不同强度的运动,在一定程度上,我们可以做到有限的"局部减肥"。比如,我们用某些强度的运动去减肥时,腹部内脏脂肪消耗的比例会更明显一些。

　　也就是说,局部减肥,我们只能锁定身体的一个局部,就是腹部内脏脂肪。运动减肥时,运动强度跟腹部内脏脂肪的减少有很明显的相关性。但是,除了内脏脂肪这个局部,身体其他部位的脂肪,目前还没办法局部减少。

　　这里我们了解一下运动强度。

　　运动强度,通常用最大摄氧量的比例来衡量。也就是说，看我们在运动时吸入了多少氧气。因为运动强度越高，单位时间内需要摄入的氧气就越多。

但这种方法并不适合我们普通人，因为需要专门的仪器去检测耗氧量。相对简单一点的方法是用储备心率的比例来衡量运动强度，这种方法不需要复杂的仪器，但是计算过程仍然显得麻烦。

我推荐大家基于"RPE 法"来衡量运动强度，也就是综合来感受运动时的主观用力程度，以此来衡量运动强度。

很简单，运动时运动强度越大，我们主观感受的用力程度也越大，一系列的自身感觉和表现也会不同。运动时用"RPE 法"衡量运动强度，我们可以参考下面的表格。

"RPE 法"衡量运动强度

运动强度	最大心率百分比	主观感受
极低强度	低于 60%	运动者的呼吸完全不会加快，可以毫不费力地说话
低强度	60%~75%	呼吸略微加快，但感觉仍然很自然，没有任何吃力感
中等强度	75%~85%	呼吸明显加快，稍微气喘，无法一次性说完一个长句
高强度	85%~95%	严重气喘，几乎无法说话，非常吃力
极高强度	大于 95%	呼吸频率几乎达到极限，极度吃力

运动强度跟内脏脂肪的关系是什么样的呢？很多研究发现，在热量消耗基本相似的情况下，相对于低强度或中等强度运动，高强度或极高强度的运动能更有效地减少腹部内脏脂肪。

也就是说，中等强度或低强度运动，在有效减肥的前提下，一般也可以减少内脏脂肪，但减少的程度，不如消耗热量差不多的高强度或极高强度运动那么显著。

如果你想要快速减少内脏脂肪，把腰围瘦下去，那么在保证安全的前提下，使用高强度或极高强度运动，效果会更好。

HIIT 也是一种高强度运动，只不过它用高低运动强度搭配（或高强度运动和休息搭配），让运动整体上更好接受。从多项研究来看，有效设计的 HIIT，相比中等强度运动，能更好地减少内脏脂肪。

有趣的是，有效设计的 HIIT，只要达到一个基本的运动量之后，增加运动量也没有让内脏脂肪减少的效果更明显。但是通过 HIIT 来减少内脏脂肪的最低有效运动量是多少，目前还不清楚。

有一项研究显示，男性青少年被试者用 HIIT 来减脂，用接近最高运动强度的方法：运动 20 秒，休息 10 秒，如此重复 4 次为 1 组。每周仅运动 2 次，每次 1 组，8 周后即可使内脏脂肪明显减少，但增加组数并没有提高内脏脂肪的减少效果。

所以，如果仅考虑内脏脂肪的减少，通过 HIIT，很有可能并不需要做太多，只需要达到一个基本的量就可以了。这样，可以用极少的运动时间，来达到减肥的目的，非常适合忙碌的现代人。

当然，一切的前提是，饮食得到了适当控制，至少，热量摄入不能随着运动明显增加。

高强度或极高强度运动能更有效减少内脏脂肪，可能是因为高强度运动能带来更多的运动后热量消耗。

我们之前讲过，运动强度越高，在运动时脂肪提供能量的比例越低，高强度运动，尤其是极高强度的运动时，脂肪供能的比例已经微乎其微，但是，这种脂肪直接供能比例很小的运动，减脂效果却很好。

为什么几乎不直接消耗脂肪的运动，却更能很好地减脂？这里要涉及一个新的概念，叫运动后过量氧耗。

【知识点】

运动后过量氧耗，简单理解，就是人在停止运动后，身体的高热量消耗却没有停止，还要持续一段时间。我们也可以理解为在运动后的一段时间，人的基础代谢率仍然维持在较高水平。

比如,我们完成了一次 30 分钟的运动,运动后躺在沙发上休息。假设平时躺在沙发上休息,每小时消耗 60kcal 热量,而这次 30 分钟运动后还是躺在沙发上休息,却能在之后的一段时间内,每小时消耗的热量远远大于 60kcal。

运动后过量氧耗,相当于延长了运动消耗热量的时间。运动时增加热量消耗,运动后的消耗也在增加。而且,运动后消耗的热量主要是脂肪燃烧提供的。

也就是说,我们在运动时,消耗的主要是糖类,甚至磷酸肌酸,但运动后的热量额外消耗,则主要是靠分解燃烧身体内的脂肪。这很可能就是高强度运动减脂效果好的一个重要原因。

高强度运动减脂效果好的另一个重要原因,是因为高强度运动能带来明显的肌糖原超量储存,超量储存的肌糖原,大量消耗了我们食物中的碳水化合物,能用来变成脂肪的碳水化合物就少得多了。

换个角度来描述,高强度运动,相当于让我们"少吃"了很多碳水化合物。

我们在减肥过程中,肯定希望运动后过量氧耗越多越好,那什么样的运动能产生更大的运动后额外氧耗呢?这主要看运动强度,运动强度越大,运动后过量氧耗越高。

而且,高强度运动也比中等或低强度运动更能刺激促脂肪分解类激素的分泌。这些激素可以分解我们脂肪组织中的甘油三酯,这是氧化燃烧脂肪的第一步。

我们的内脏脂肪,对这些脂肪分解激素更为敏感。所以,高强度运动,促进了更多脂肪分解激素的分泌且持续时间更久,内脏脂肪对这些激素最敏感,这就可能导致更多内脏脂肪的消耗。

高强度,甚至极高强度的运动,很可能对减脂,尤其是减少内脏脂肪有更好的效果,但是运动强度的提高,同时也提高了运动风险,这是一个必须要考虑的问题。

【能量补给站】

如果你要用高强度,甚至极高强度的运动去减脂,那么一定要在运动前做好完备的检测。在保证安全的前提下,循序渐进提高运动强度,适应高强度运动。在运动时,也要时刻做好安全保障,防止运动损伤和运动引起的问题。

5.7 肌内脂肪怎么帮你减肥

这一节我们简单说一下关于肌内脂肪最基本的知识。肌内脂肪就是肌肉细胞里面的脂肪,它也属于储存脂肪。

人体的储存脂肪,主要是皮下脂肪和内脏脂肪,肌内脂肪相对来说非常少。一般来说,普通人的肌内脂肪总量只有 300g 左右。当然不同的文献中,这个数据也不完全一致。

肌内脂肪储存在肌肉细胞里面,是靠近线粒体的一些甘油三酯的小液滴。也就是说,肌内脂肪就储存在肌肉的"脂肪燃烧工厂"旁边。

这样的好处是,这些脂肪在肌肉运动时,可以直接分解后进入线粒体燃烧,给肌肉提供能量的速度就快得多了。而身体其他部位的储存脂肪(皮下脂肪和内脏脂肪)还需要在分解后先经过血液循环,从脂肪组织运输到肌肉里,才能被利用。

所以肌内脂肪，跟肌糖原有点类似，可以在运动时快速地提供能量。而且很有意思的是，肌内脂肪跟肌糖原一样，或许也能超量储存。

肌内脂肪的恢复，甚至超量储存，跟肌糖原超量储存相似，也是在运动大量消耗肌内脂肪后出现的。在一次运动大量消耗肌内脂肪后，高脂肪饮食有利于肌内脂肪的补充和恢复。

其实，我们一直在强调，肌肉是能量物质的缓冲仓库。比如我们偶尔多吃一些碳水化合物，即便超量摄入，超量摄入的碳水并不会变成脂肪储存起来，而是变成糖原被储存，这样就不会让人变胖。

脂肪也有类似的机制，缓冲食物脂肪的东西就是肌内脂肪。所以，我们如果实在想吃高脂肪的东西，应该在运动后吃，这样吃进去的脂肪至少不会都变成肥肉，而是有相当一部分会变成肌内脂肪。

比如我们在运动后吃一块巧克力，其中大约 50% 的脂肪可能会直接被肌肉吸收变成肌内脂肪，而不是变成肥肉。

必须强调，不是什么运动后吃高脂肪食物，都有这么好的效果。不管耐力运动或力量训练，运动量必须要达到一定程度，才能获得这种好处。

5.8 空腹有氧减脂效果更好吗

很多人喜欢空腹有氧运动,认为空腹有氧减脂效果更好,我们这一节就来讲讲这件事。

首先我们说说"空腹"的概念。

有的人说,我饭前运动,就算空腹运动吧?这不能算。空腹并不是指胃里有没有食物,更不能说"我饿了"就算空腹。空腹这个概念,是从能量物质代谢的角度来讲的。

> **【知识点】**
>
> 当我们身体的循环能量物质浓度降低,尤其是糖类物质消耗较明显的时候,才叫空腹。通俗地说,空腹就是我们身体开始明显地缺乏能量物质,尤其是糖类。这时,血糖处于一个相对较低的水平,储存的血糖(肝糖原)也被大量消耗。

一般来说，8~12小时没有进食才能算空腹状态。典型的空腹状态就是一夜禁食后晨起的时候。空腹的时候，因为身体可利用的糖类水平较低，这时运动，脂肪的氧化燃烧比例一般会增加。也就是说，我们身体能利用的糖少了，脂肪就会被多利用一些，这就是空腹减脂更有效的理论根源。从一些研究来看，也的确是这样。

这里我们要记住一条基本原理，人体能量物质被利用的时候，糖和脂肪的利用有一种"跷跷板效应"，也就是说，一种物质利用的比例多一点，另一种就少一点。当我们身体中可利用的糖类少了，脂肪就会被多利用一点，反过来也是一样。

在两种情况下，身体中可利用的糖会减少，其中一种就是空腹状态，因为一夜没吃东西，血糖降低，肝糖原也被利用大半。还有一种时候，就是运动后期，也就是已经运动了很久，这时糖类被大量消耗。还记得吧，我们前面讲过，运动时间越长，脂肪供能比例越大，就是这个原因。

所以，想要实现空腹运动增加脂肪氧化燃烧的效果，依靠增加运动时长也能实现。

研究发现，空腹有氧运动时想要获得更好的脂肪燃烧效果，只有在运动时间较短的时候才会显现出来，如果运动时间较长，那么脂肪氧化比例会因为运动时间延长而变大，便体现不出空腹的优势了。

所以空腹有氧，一般时间要控制在 15~60 分钟，才有额外的好处。如果运动超过 60 分钟，那么不论是否空腹，脂肪氧化的比例都差不多。

短时间空腹有氧运动和短时间非空腹有氧运动相比，前者减脂效果会更好一些，但长时间空腹有氧运动和长时间非空腹有氧运动相比，则没有明显的减脂效果。

以上似乎都是好消息，但对空腹有氧的减肥效果，大家不要太着急欢欣鼓舞，因为，空腹有氧减脂存在四个问题。

第一，空腹有氧的时候，理论上说蛋白质消耗也会增加，不利于保持肌肉。当然，具体多消耗多少，还要看运动强度和时间，一般短于半小时的中等强度运动是没关系的。而且，当你的蛋白质摄入很充足时一般也没问题。

第二，空腹有氧减脂的好处，还只是停留在理论上。

很多人可能不理解，刚才不都有研究证实了吗？空腹的时候脂肪氧化比例会提高。的确是这样，但是我们也讲过，并不是只有脂肪直接被氧化燃烧才是减脂，哪怕运动时消耗的都是糖，照样可以减脂。

而且,研究只能证明,空腹有氧的时候,脂肪氧化的比例大一些。但脂肪氧化的比例增大,并不代表有效减脂了。最终,只有研究发现,空腹有氧的人的确瘦得更多,才能说这种方法可能真的对减脂有效。

我们要注意,看待科学研究的时候,要学会区分间接证据和直接证据。研究发现,脂肪的氧化比例提高了,这就是间接研究证据,因为它还没有最终展现减肥的效果。

第三,就算空腹有氧真的能更有效减肥,这种效果也是很有限的。空腹有氧对减肥的好处,跟有氧运动的时间、强度这些因素相比,影响还是很小的。

最后,也不是所有人都适合空腹有氧减脂。有低血糖的人就不适合空腹运动。没有低血糖问题的人在空腹运动时,也要警惕低血糖反应的发生。

所以,如果有条件的话,适当安排空腹有氧运动,有可能获得更多的减肥效果,但是这也只是一种可能性,而且这种好处也不足以决定减肥的成败。

以上是空腹有氧对减肥的影响,对于增肌者,空腹有氧有一个小小的好处,那就是空腹有氧之后摄入大量碳水,肌糖原会高效的储存进肌肉里,肌肉的饱满度会明显提高。

研究认为,空腹有氧后(足够强度,足够时间的有氧运动),一次性摄入 5g/kg 高 GI 碳水化合物和 5g/kg 高蛋白的食物,就会迅速带来肌糖原恢复储存。这就是说,有效的空腹有氧运动之后,我们大吃一顿高碳水高蛋白的食物,肌肉饱满度会明显提高。

这个方法,适合需要在极短的时间里提高肌肉饱满度的人。

所以,空腹有氧对减脂来说,可能会有额外帮助,对增肌者也有一点小小的好处。但如果有人想进行空腹有氧运动,可不吃点东西就运动,总觉得不舒服,这种情况该怎么办呢?

遇到这种情况,可以吃低 GI 碳水化合物早餐,或者无碳水化合物的高蛋白早餐,之后再运动。

研究发现,低 GI 碳水化合物早餐或者纯高蛋白早餐,不会影响空腹有氧带来的脂肪氧化率增加。也就是说,吃这些早餐,等于"没吃早餐",你仍然是"空腹状态"。

其实这也好理解,因为我们讲过,空腹状态就是可利用的糖类匮乏的状态。吃低 GI 早餐,因为碳水化合物吸收很慢,之后很长时间里,早餐里的碳水化合物没法被利用。完全不含碳水的蛋白质早餐,更相当于没有给身体提供碳水化合物。而且,吃高蛋白早餐后进行有氧运动,还有助于保持肌肉。

当然,在这种情况下理想的高蛋白食物是蛋白粉,吸收较快,而且相比于固体蛋白质食物,冲饮蛋白粉更不容易在运动时造成胃部不适感。

5.9 减脂者和增肌者应该怎么对待脂肪

我先说减肥人群。减肥人群对脂肪的根本态度,应该是在满足生理对脂肪需要的基础上,尽可能的低脂肪饮食。因为,脂肪热量密度最高(9kcal/g,是蛋白质、碳水化合物的一倍多),而且食物脂肪储存为身体脂肪的效率也最高。

总的来说,脂肪最容易让人发胖。

人体的储存脂肪主要有两个来源,一是食物中的脂肪在消化吸收后变成了身体脂肪,这叫脂肪的直接储存(这个直接是相对的直接)。另外一个是糖类、蛋白质等非脂肪的物质,转化为脂肪储存起来,这叫脂肪酸的从头合成,或者叫重新合成。

人体内从头合成脂肪的原料主要是碳水化合物

（当然，只要是能变成乙酰辅酶 A 的物质，都能合成脂肪酸），所以，如果说"人体合成脂肪主要的材料是碳水化合物"，这也不能算错，但这就容易给人带来很大误导，让人们认为只有碳水化合物能把人吃胖，忽略了更容易储存脂肪的途径——脂肪的直接储存。

也就是说，公众往往认为，人身上的肥肉变多，就是"合成脂肪"的过程。其实，脂肪的直接储存，才是让人变胖更有效、更主要的途径。

"合成"两个字，被伪科学利用，把人发胖的原因从脂肪偷换成了碳水化合物。

食物中的碳水化合物、脂肪、蛋白质，都能变成身体脂肪，但这三种营养物质变成脂肪的成本是不一样的，食物脂肪变成身体脂肪是最节约的方式。

原因也很简单，这两者基本上是一种东西。食物脂肪（以长链脂肪酸为主）储存成我们身上的肥肉，一般只需要消耗其中 3% 左右的能量。

但碳水化合物不一样，因为单糖分子和脂肪酸分子相差甚远，要转化则需要一系列复杂的过程，消耗大量能量。一般来说，葡萄糖变成脂肪酸，这个过程中要消耗其中 20% 以上的能量。

同理，蛋白质变成脂肪，也要消耗大量热量，而且比例还要更多。所以，食物脂肪变成身体脂肪最节约，不会造成过多能量的浪费，所以，这是我们生理设计上最理想的让我们长肥肉的方式。

于是，当我们吃下一餐混合食物后，身体会优先消耗掉其中的碳水化合物，用来提供能量（还记得吧，碳水化合物是身体最清洁的能源），而储存其中的脂肪，成为身体脂肪。

运动营养研究早就已经观察到，一餐以后，我们的呼吸商会提高。这代表，一餐饮食中，碳水化合物会被即刻利用，脂肪会被储存起来。甚至还有研究发现，即便食物中以脂肪为主，吃进去后，脂肪的氧化仍然会受到抑制。

【知识点】
呼吸商提高代表糖类物质氧化的增加，或脂肪氧化相对减少。

所以，减脂人群，秉承低脂肪饮食是非常有必要的。但有人可能担心，低脂肪饮食会不会导致脂肪摄入不足？其实一般不需要有这个担心。

因为食物脂肪无处不在，我们即便尽可能地进行低脂肪饮食，只要饮食种类全面，还是可以摄入不少的脂肪。

假设饮食只吃健康的鸡胸肉(脂肪含量很低,大约只有 5%),而且加工过程也完全水煮,不放任何油。即便这样,脂肪摄入的热量,仍然约占总热量的 35%。而现实生活中,除非吃大量蔬菜和薯类,否则脂肪摄入量很难被拉得很低。

【能量补给站】

减脂人群在低脂肪饮食过程中,应尽量选择吃富含 n-3 脂肪酸的植物油,每天适当吃核桃、松子等坚果(每天只需约 15g),每周吃 2~3 次海鱼就可以了。

增肌人群分为两种情况。纯增肌者,不太在意体脂率的稍微增加,那么在饮食脂肪摄入上,建议通过脂肪摄入的热量占每日总热量摄入的约 35%,植物油建议使用橄榄油。在减脂期的增肌者,这个比例控制在 30% 以下比较理想,植物油仍然选择橄榄油。

选读内容:白色脂肪与褐色脂肪

一般来说,身体的储存脂肪就是指白色脂肪,或者叫黄色脂肪。因为我们身体中的储存脂肪,主要是白色或黄色。

脂肪组织由脂肪细胞组成,这就好像一网兜小气球,每个气球都是一个脂肪细胞。

脂肪细胞里储存着甘油三酯,储存的越多,这些"小气球"就被撑的越大,脂肪组织的体积也就越大,我们就越胖。所以,如果身体中脂肪细胞的体积增大,人会变胖。另外,脂肪细胞的数量增多,人也容易发胖,因为这样就有更大的潜力储存脂肪。

脂肪细胞数量增加可能不是什么好事,研究发现,胖人的脂肪细胞数量,要比瘦人明显多一些。人身体中脂肪细胞的数量,传统认为是由先天决定的,成年后不会改变。但后来的研究发现,成年后脂肪细胞数量也会增多。高脂肪饮食,就被认为可能会促进脂肪细胞的增殖,所以这也是高脂饮食容易导致肥胖的一个的原因。

我们身上还有一类脂肪组织叫褐色脂肪,或者叫棕色脂肪。我们对褐色脂肪一般都有一个模糊的概念,褐色脂肪多的人不容易胖,通常确实是这样。

有不少研究发现,褐色脂肪与体重、BMI都呈现相反的关系,褐色脂肪越多,体重一般越轻,BMI值越小。

褐色脂肪为什么叫"褐色脂肪",主要是这种脂肪的线粒体中细胞色素特别丰富,肉眼就能看到,褐色脂肪一般呈现深红色或者浅粉色。

啮齿动物身体里终生都有褐色脂肪,但我们人类,过去的观点一般认为只有婴幼儿身上有褐色脂肪，成年人没有。但这几年的研究发现，成年人身上也存在活跃的褐色脂肪。

比如婴幼儿的纵隔大血管周围、肾脏周围和肩胛区，一般有丰富的褐色脂肪。褐色脂肪的量，一般能占到体重的 2%~5%。

褐色脂肪跟白色脂肪不一样，褐色脂肪的功能不是储存能量，而主要是燃烧脂肪产热，我们可以把褐色脂肪理解为身体里的"电暖器"。

婴幼儿调节体温能力低，所以褐色脂肪比较多，作用也很明显，就是帮助孩子保持体温。

褐色脂肪组织能促进脂肪的燃烧产热，所以褐色脂肪也就跟减肥联系起来了。一般认为，50g 褐色脂肪，就能消耗人体 20%的基础代谢能量。当然也有研究认为，需要更多褐色脂肪才能达到这么大的热消耗能力。

那么，怎么能让褐色脂肪增多呢？非自然的手段，比如有通过小分子药物来刺激体内褐色脂肪的分化增殖，还有就是体外培养褐色脂肪，然后移植到人体内。但目前对这类手段的研究还处在不成熟的阶段。

目前来看，如果利用自然手段促进褐色脂肪增多，可能的手段之一就是冷刺激。不少动物实验发现，生活在寒冷环境里的实验动物，体内褐色脂肪会增多且活性增强。

另外一个可能的手段就是运动，有一些动物研究发现，运动也能促进白色脂肪变为褐色脂肪，且褐色脂肪的活性增强，但也有研究认为，需要在寒冷环境下运动才有这种效果。

极致完美
——对健身有用的其他营养素

6.1 "小"营养的大作用

这一章我们讲微量营养素跟增肌、减脂的关系。

我们这里说的"微量营养素",特指除蛋白质、脂肪、碳水化合物以外,健身人群所必需的维生素和矿物质。

要想健身效果好,仅仅保证蛋白质、脂肪、碳水化合物摄入充足还不够,各种重要的微量营养素也不能缺乏。

针对健身人群,微量营养素的作用有三个:参与能量－物质代谢、维持神经和肌肉功能、维持免疫功能。

首先,从根本上讲,健身就是身体的能量－物质代谢,这里的物质,包括食物也包括身体成分——肌肉或储存的脂肪。

增肌,要增加肌肉,这些肌肉的增加,源于食物中的物质和能量。减脂,要减少脂肪,是消耗身体储存物质,提供能量的过程。总之,这都是身体能量和物质在相互作用变化。

其次,健身必然需要运动,这就自然离不开神经功能和肌肉收缩(我们的肌肉收缩都是受神经的控制)。

最后,健身还跟免疫功能密切相关。因为营养、运动的变化,都会影响到我们的免疫水平。而且,正常的免疫功能也是健身的基础。

微量营养素跟健身的具体关系,下表做了简单的总结。

微量营养素与健身的关系

微量营养素	能量代谢	神经功能和肌肉收缩	免疫功能	骨骼代谢
维生素 B_1	*	*		
维生素 B_2	*	*		
维生素 B_6	*	*	*	

微量营养素	能量代谢	神经功能和肌肉收缩	免疫功能	骨骼代谢
叶酸	*	*		
维生素 B$_{12}$	*	*		
烟酸	*	*		
泛酸	*			
生物素	*			
维生素 C			*	
维生素 A			*	
维生素 D				*
维生素 E			*	
钠		*		
钾		*		
钙		*		*
镁	*	*	*	*
铁	*		*	
锌	*		*	
铜	*		*	
铬	*			
硒			*	

注:* 代表该类微量营养素所参与的代谢活动

这一章要讨论的问题,我们将从两个方面展开。

第一方面,微量营养素跟运动能力和健身效果的关系。探讨健身人群除了日常饮食之外,是否需要额外使用补充剂来补充微量营养素?是不是补充的越多,就越有利于健身?

第二方面,从健身与免疫功能维持的角度,来探讨人们是否需要额外补充微量营养素?额外补充能打造铁一般的免疫力吗?

读完这一章,我们会了解以下这些重要知识。

➢ 微量营养素跟健身有什么关系?

➢ 补充维生素能提高健身能力和训练效果吗?

➢ 补锌能提高血睾酮吗?

➢ 铬对健身有没有用?

➢ 健身人群的微量营养素需要量是多少?

➢ 为什么多补充微量营养素反而可能危害健身效果?

➢ 健身人群怎么保持良好的免疫功能?

➢ 运动后的"免疫开窗期"指什么?

➢ 增肌和减脂人群都应该怎么补充微量营养素?

➢ 运动低血睾酮症是怎么回事?

6.2 多补充,多受益

目前,在全世界范围内,运动员群体普遍存在明显超过推荐量补充微量营养素的情况。在健身人群中,这个问题也在逐渐显现出来。不管是运动员还是健身人群,他们往往都希望通过超量补充微量营养素,获得更强的运动能力和训练效果。人们会想,既然微量营养素跟运动健身关系这么大,那么越多补充一定越有好处。

但对于运动能力和训练效果来说,微量营养素真的是多多益善吗?

答案是:不一定。

从运动能力和训练效果的角度讲,我们对微量营养素,必须有一个基本的认识,那就是如果你缺乏某种营养素,补充它才有效,如果不缺乏,额外补充是不会带来额外好处的。过量补充,还可能给运动能力和训练效果带来负面影响,对健康也可能造成不利影响。

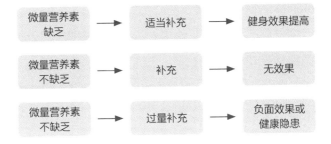

首先，有一部分微量营养素，增量补充也无法让人体内这种营养素的饱和程度提高。也就是说，按照普通推荐量来摄入这种营养素，这种营养素的水平就可以达到饱和，多摄入的营养素只会排出体外或者储藏在肝脏和机体组织中。通俗地说，这类微量营养素，多补充并不能"多利用"。水溶性营养素多数属于这类情况。

比较典型的是维生素C。一项研究回顾了一系列维生素C的补充实验，补充维生素C的剂量从85~1 500mg/d，补充时间从1天到8个月不等，其中大量研究都发现，大量补充维生素C没有提高血浆维生素C的浓度。

而且，从直接的效果来看，大量补充维生素C，也不见得就能提高运动人群的运动能力。目前还没有明确证据可以证明补充维生素C对运动人群的运动能力或训练后恢复效果有明显帮助。

有一些营养素，即便多补充可以"多吸收"，但也不见得能获得额外的效果。以 B 族维生素为例，目前还没有明确的研究发现，补充比推荐量更多的 B 族维生素能带来额外的健身效果。

虽然有些研究发现，补充维生素 B$_6$ 可以在运动时刺激生长激素的分泌，但是，其实运动本来就会刺激生长激素的分泌明显增加，而且要比营养素的刺激作用好得多。

况且，也没有明确证据能说明，补充维生素 B$_6$ 引起的生长激素的分泌，就能带来更好的增肌效果。因为激素分泌的增多，可能带来很复杂的影响，并不是说只要生长激素分泌增加，就一定可以促进增肌。

维生素 E 的情况也类似，很多设计良好的研究也不支持大量补充维生素 E 可以给运动者带来额外的好处。

矿物质营养素方面，我们以锌和铬为例，说说健身人群额外补充是否会获得额外的收效。

锌是健身人群比较钟爱的一种矿物质，主要原因是它跟维持睾酮水平有关。

如果缺锌，会出现睾酮水平降低等问题，补充锌之后，睾酮水平会有所改善。所以，健身者自然会希望通过多补充锌，来提高睾酮水平。

　　的确有一些研究报告，给运动员补充锌，能提高他们的血睾酮水平和肌肉力量，但是更严谨的研究却无法重复这种效果。

　　目前来看，还没有足够的证据能说明，在不缺乏锌的情况下额外补充锌，能提高使用者的睾酮水平和肌肉力量。对于健身人群，只需要保证锌足量摄入就够了。

　　铬作为一种补充剂，宣称可以帮助增肌和减脂，因为铬作为一种营养素，跟胰岛素有关。

　　简单地说，我们可以把铬理解为一种"胰岛素放大剂"，一般认为，它可以促进胰岛素发挥作用。早期的经典研究发现，当饮食铬含量只有正常量的25%时，人会出现高血糖症，也就是说，胰岛素对血糖的处理能力出了问题。补充铬之后，糖耐量得到了恢复。

　　我们之前讲过，胰岛素是一种重要的合成代谢激素，对增肌有好处，所以，有"胰岛素放大剂"作用的铬，自然也被认为对增肌有帮助，于是铬演变成了一种增肌补充剂。

　　早期有一些动物研究发现，补充铬有促进实验动物生长和瘦体重增长的作用，同时也有一些人体实验报告补充铬可以增加力量训练受试者的肌肉量。但之后更多的人体研究发现补充铬并没有这些作用。

目前来看，在铬不严重缺乏的前提下，还没有明确证据能说明补充铬对增肌或力量的增长有利。

这就是说，即便铬缺乏，只要没有达到严重缺乏的程度，就不会影响糖代谢能力，这种情况下补充铬也无法获得相应的好处。

其他矿物质的情况也类似。综合大量研究来看，目前只能说，只有缺乏某种矿物质营养素，相应补充才可能带来好处，不缺乏而额外补充，则没有额外的增益作用。

从一些较新的研究来看，运动者如果在不缺乏的情况下过量补充微量营养素，甚至可能带来运动能力的损伤。运动通常能给人的健康带来一些好处，但有些研究发现，在不缺乏的情况下过量补充某些微量营养素，则可能让本该由运动带来的健康效益消失。

比如有一项研究发现，大剂量补充维生素C（1 000mg/d）会让健康男性的耐力明显受损。虽然耐力运动能力跟健身并不直接相关，但是这项研究首次提出了大剂量补充抗氧化营养素可能对运动能力有负面影响，这提示健身人群，应该考虑过量补充微量营养素对运动训练能力的影响。

过量补充某些维生素和矿物质，可能让运动能力降低。

还有一些研究发现,过量补充微量营养素会出现降低运动健康收效的情况。比如 Ristow 等发现,给健康年轻的男性联合补充维生素 C 和维生素 E(维生素 C 1 000mg/d,维生素 E 400IU/d),4 周运动训练本应该提高的胰岛素敏感性被阻断,而未做补充的受试者,胰岛素敏感性则通过运动得到了提高。

Wray 等也发现,运动后补充维生素 C、维生素 E 等抗氧化营养素,本应该通过运动降低的血压并没有降低,补充剂阻断了运动降血压的好处。

总之,有不少研究发现,过量补充微量营养素(主要是抗氧化营养素)可能会损伤人的运动能力,或减弱甚至阻断运动对人体带来的健康促进作用。当然,一般来说,小剂量补充不会产生问题,比如对维生素 C 来说,1 000mg/d 可能剂量过大,而 200mg/d 则有益无害。

【能量补给站】

在不缺乏的情况下额外补充微量营养素,通常不会获得额外的运动能力的提高,过多补充甚至可能起到负面作用。对于微量营养素,我们应该冷静看待。

6.3 健身人群是否需要更多微量营养素

我们现在知道了,对于微量营养素来说,在不缺乏的情况下大量补充,超过了我们的需要量,并不能带来更好的运动能力或健身效果,甚至适得其反,还有可能带来负面作用。

那么,问题来了,健身人群的日常饮食可以满足微量营养素的摄入吗? 健身人群会不会因为运动或健身,造成微量营养素缺乏? 健身人群需要用补充剂来补充微量营养素呢?

运动训练会增加身体能量的消耗,理论上说当然也会"消耗"更多跟能量代谢有关的维生素,主要是 B 族维生素。

增肌人群为了达到最大化的增肌效果,会增加食物热量的摄入,也可能提高某些跟能量代谢有关的维生素的需要量,实际上,早期一些 B 族维生素的建议摄入量,就是按照热量摄入的多少来制定的。

但反过来想这个问题,增肌人群为了增肌效果多摄入热量,要多吃一些东西,这样虽然可能增加了某些微量营养素的需要量,但多吃的食物里额外提供的微量营养素,一般也足够抵消因热量摄入增加造成的需要量增加。

以 B 族维生素来说,我们的需要量本来就不高,所以只要稍微多吃点东西,就能摄入相对可观的 B 族维生素了。

运动训练会产生更多自由基,来增加身体抗氧化方面的压力,理论上说,有些跟抗氧化能力有关的维生素或矿物质(如维生素 C、维生素 E、硒等)的需要量也会有所提高。

但运动本身也可能提高我们身体抗氧化的能力,所以,虽然抗氧化压力增大了,但是因为自身抗氧化能力的提高,运动者也就不一定需要更多抗氧化营养素了。

最后,运动训练时,人体会通过汗液丢失一些矿物质,比如镁、锌等。有研究显示,运动时每排出 1L 汗液,则会丢失 3~36mg 镁和 0.6~1.5mg 锌。所以,剧烈运动会增加 10%~20% 的镁需要量。

但是,这方面的数据存在很多难以解读的问题,比如不同体表区域收集的汗液里的矿物质成分都不一样,而且,短时间内的矿物质丢失情况,也不一定能代表所有运动时刻的变化情况。

目前还没有针对健身人群微量营养素的明确建议,虽然理论上说,有些微量营养素,健身人群需要多摄入一些,但是也没有足够的证据能说明,不刻意补充,健身人群就会缺乏这些微量营养素。

总体来说,运动者的营养素需要量,一直是个颇具争议的问题,但是目前来看,运动营养学界越来越倾向于,运动员人群并不需要更多微量营养素,目前推荐的膳食营养素摄入量也适合于运动员。

对于健身人群来说,他们的运动量一般小于专业运动员,所以,通常更不会因为健身而导致微量营养素需要量的明显提高。专业运动员尚且不一定需要额外补充微量营养素,休闲运动的健身人群一般更没这个必要了。

健身人群当中,需要注意微量营养素补充的,一般只有一类特殊人群,就是需要过度控制体重或快速减肥的人群。

比如健体、健美运动员赛前,需要把体脂率降得特别低,有时有过度降体重的需要。这种情况下,食物的摄入受到严格限制,这就可能因为食物摄入较少,或种类较不均衡,造成微量营养素的缺乏。

快速减肥的人群也是一样，追求快速瘦身的人，往往会极端控制饮食，热量摄入很低，还安排有大量运动，这种情况下，可能因为吃得不够和消耗过大导致微量营养素缺乏。

所以建议，这些特殊人群，在控制体重或减脂过程中，可以考虑使用补充剂补充一些微量营养素。

最后，还有一种说法，受现在食品工业的影响，加工食物里营养素大量减少，于是人们从饮食中获得的食物营养也越来越贫乏，靠饮食已经吃不够身体所需的营养素了。

真的是这样吗？其实并没有什么明确的证据能说明目前食物里的营养物质含量全面减少，甚至有一些证据表明，现在食品当中的营养素含量还比以前增加了。

现代人有一种普遍的观念，认为"什么都是过去好"，过去的人更健康，过去的食物更营养，过去的生活也更美好，其实这只是现代社会造成的一种矫枉过正的错误认识。

没有任何一个拿得出手的证据能说明过去的人总体健康水平比现代人高，从平均寿命上来看，现代人则全面超越过去的人。在食物营养的问题上也是一样，大范围的人群因营养素缺乏引起的疾病，现在已经很少出现了,过去倒是经常有。

【能量补给站】

目前看来,一个健康的人,只要均衡足量的饮食,就完全可以满足自身所需的所有营养了。除特殊情况外,健身人群一般也不需要在食物以外补充微量营养素。

6.4 经常健身,为什么还老生病

上面我们从运动能力和训练效果的角度,阐明了对微量营养素的态度。这一节我们从免疫功能维持的角度,讲一讲健身人群应该怎么看待微量营养素。

首先,我们需要建立一个观念,健身有可能对免疫功能产生负面影响。

健身人群一般需要大量运动,很多人觉得,运动一定对身体好,一定能提高免疫力,其实并不是这样。

运动好是好,但是好东西也要讲究适量,过量也不行。老百姓印象中，运动员健康程度都很高。但实际上，运动员的身体并不一定好，个别优秀运动员的身体可能还不如普通人。

比如，大多数运动员都有不同程度的运动损伤。从国内的数据看，一项针对赛艇和皮划艇运动员的调查报告显示，全部 80 名运动员里，存在腰部损伤的就有 60 名，患病率为 75%；另一项对国家队和山东队帆船运动员的损伤调查报告显示，在全部 25 名运动员中，有 18 名存在不同类型的伤病，患病率为 72%。

国内还有一项研究发现，赛艇运动员长期训练对免疫功能的影响很明显，运动员组的白细胞总数不足对照组的 60%，中性粒细胞数不足 50%。IgG 仅是对照组的 64%，IgA 为对照组的 61%，C3 为 63%。也就是说，从这些免疫指标来看，常年训练的运动员的抵抗力往往不如普通人。

什么指标能更直接地反应免疫功能强弱？那就是上呼吸道感染的发生率。

上呼吸道感染（upper respiratory tract infection，URTI），我们最熟悉的就是感冒，实际上 URTI 还包括急性鼻炎、急性咽炎、急性扁桃体炎等等，症状一般就是鼻子和嗓子不舒服。

健康人一般也都携带有导致上呼吸道感染的病

毒。简单地说,身体好的时候,免疫功能足够强大,这些病毒处于蛰伏状态。受凉、过度疲劳等因素导致免疫力降低,这些病毒就可能过度繁殖,导致发病。

所以,过度运动导致免疫功能降低最直接的表现,一般就是 URTI 发病率的增加。

我们来看国外的数据。比如有报道说,50%~70% 的运动员在参加重大比赛后(尤其是力竭性有氧耐力比赛)的两周内会出现 URTI 症状。长跑运动员、大运动量训练者,URTI 的发病率比小运动量训练者高 2~4 倍。4 周大强度训练,42% 的游泳运动员出现了 URTI 症状。

这是说,高强度的运动非常可能引起免疫力的下降,并非运动一定有助于免疫功能。

当然,适量运动对免疫功能是有好处的,这点现在可以肯定。比如 Nieman 等对比了 126 个每天参加步行锻炼的妇女(年龄为 41~81 岁,每周锻炼 5 天,每天 45 分钟)和对照组的情况,经常锻炼组 URTI 的发病率减少了一半。同样,针对平均年龄为 72 岁的老年妇女的研究,经常适量运动者比不运动的人,NK 细胞(一种重要的免疫细胞)数量明显升高。

所以,运动是把双刃剑,适量运动有益健康,过度运动有损健康。从免疫功能角度来说,不运动的人,免疫功能不高不低，为中等水平。适量运动（尤其是有氧运动），免疫能力提高。过量运动，免疫能力则往下掉。

运动，不都是只有好处没坏处。

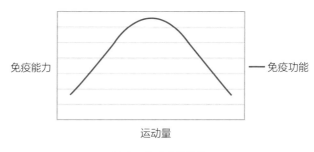

运动 - 免疫功能曲线

运动和免疫功能的关系非常复杂，我们这里讲一下所谓运动后"开窗理论"。

【知识点】

开窗理论是说，剧烈运动，尤其是力竭性运动（运动开始到运动不动了为止）之后，身体免疫功能有一个被抑制的阶段，一般是 3~72 小时。

这个阶段，身体对致病病原体的抵御能力很低，好像门户洞开一样，所以叫"开窗理论"。

运动本身是一种刺激，运动会引起交感神经兴奋，本身就有抑制免疫功能的作用。运动引起的皮质醇等激素水平的升高（尤其持续时间较长的升高），对免疫功能都也有强烈的抑制作用。

从营养方面来说，首先运动会引起糖类物质储量的降低，长时间运动后往往血糖浓度会明显降低，这对免疫功能的发挥也有很大影响。因为，首先血糖降低，皮质醇就会升高，这对免疫功能有强烈的抑制作用。另外，血糖也是很多免疫细胞（比如淋巴细胞、巨噬细胞）的能量来源，血糖低，免疫细胞就会挨饿，免疫力就要受影响。

后来发现，谷氨酰胺也是免疫细胞的"粮食"，长时间剧烈运动后血浆谷氨酰胺往往也会明显降低，所以这也可能是运动导致免疫抑制的一个因素。

另外，长时间运动产生大量自由基，被认为可能也是运动后免疫抑制的一个因素。

需要强调，剧烈运动后的"免疫开窗期"，是一种正常的身体反应，一般只持续一小段时间，之后可以自然恢复。我们需要警惕的是持续太久而难以恢复的免疫抑制。

所以，首当其冲的，这就要求我们适量运动，而避免持续的过量运动。但健身人群为了达到健身目的，往往会安排长期的较大量的运动,给免疫功能的维持提出挑战。对更完美身材的追求,往往让健身者过量的"透支"了自己的身体。

这时,营养干预就显得非常重要了。

首先,碳水化合物、蛋白质要摄入充足,这对避免运动带来的持续免疫抑制非常重要。比如,高强度运动训练后补充可被快速吸收的碳水化合物,比如葡萄糖,可以在一定程度上减缓免疫功能的下降,上呼吸道感染的概率也会减小。训练中补充碳水化合物,也有助于免疫能力的维持。

其次,跟这一章内容相关的是微量营养素的摄入。我们在第一节里已经了解到,很多微量营养素,都跟免疫功能的维持有关。所以,足量的微量营养素摄入,是维持正常免疫功能的基础。

但如果身体在不缺乏的情况下,额外多补充这些营养素,会不会给免疫功能带来更多好处呢? 答案仍然是否定的。

我们以跟免疫功能关系最密切的一种维生素和一种矿物质为例,来讲一下微量营养素补充跟免疫功能维持的关系。

很多免疫细胞里面含有很高水平的维生素 C,所以人们自然地认为,补充维生素 C 或许可以提高免疫力。民间也一直在传说，维生素 C 可以预防感冒。

但实际上，目前越来越多的研究发现，补充维生素 C 并不能提高人的免疫能力（普通人或者运动人群），比如降低感冒的发病率。但对已经感冒的人，补充维生素 C 或许可以改善感冒症状，让感冒症状持续的时间减少或者症状减轻。

锌跟免疫功能有关，但目前来看，如果本身不缺锌，额外补充也不能让人的免疫功能提高。反而，如果过量补充锌，甚至会对免疫功能有负面影响。

【能量补给站】

和运动能力很相似，只要不缺乏，额外过量补充微量营养素，并不会提升我们的免疫功能，甚至有可能产生负面作用。

6.5 健身人群,微量营养素该如何摄入

接下来,对于健身人群的微量营养素摄入,我给出一些实操性的建议。

首先,对于纯增肌者来说,他们一般不会明显限制食物的摄入,充足的食物足以满足微量营养素的需要,所以不需要额外补充微量营养素。我们只要求,在日常饮食上,把跟微量营养素相关的食物吃够就可以了。

那么应该多吃些什么呢? 接下来,我重点讲一些跟健身关系密切的微量营养素,如维生素 A、维生素 B_6、维生素 C、维生素 D、维生素 E、β- 胡萝卜素的主要食物来源。还有一些跟免疫功能有关的微量元素,比如锌、铁、镁、铜、硒的主要食物来源。

摄入维生素 A,多吃含有 β- 胡萝卜素的食物是最安全的方法,比如红薯、西兰花、胡萝卜、橙色水果等。动物肝脏,维生素 A 含量很高,吃多了容易出现过量问题,肝脏每周最好不要超过 50~100g。

维生素 B_6，在坚果、肉类、香蕉、西兰花、韭菜、南瓜里含量都比较丰富。

维生素 C，主要靠新鲜水果蔬菜。枣里面维生素 C 含量很高，平时可以适当多吃。

维生素 D，海鱼、肉蛋奶类食物含量比较丰富。

维生素 E，主要来源是各种植物油和坚果。

锌，贝类、肉类、香菇、松子等含量丰富。锌的需要量，男性比女性多。所以男性尤其要注意补锌。

铁，女性需要量比男性高得多，建议女性每周吃 2~3 次红肉，适当吃血豆腐，对补充铁很有好处。植物性食物里的铁吸收率很差，如果想要提高吸收率，可以配合新鲜水果蔬菜一起吃，或者配合 100mg 维生素 C 一起吃。

镁，绿叶蔬菜、全谷物、坚果含量都很丰富。

铜，坚果种子、肝脏、牡蛎中含量都比较丰富，供水系统如果用的是铜管，也会溶出一些铜。铜缺乏的情况非常少见，一般见于过量补充锌的时候。

硒，食物硒要看产地，同样一种食品，硒含量差别可能会很大。所以，是否需要补充硒，还要看居住地，高硒地区则要警惕硒过量问题，比如湖北恩施和陕西紫阳县，这是我们熟悉的高硒区。20 世纪 60 年代，发生过吃玉米导致急性硒中毒的事件。该不该补充硒，需要因地区而异，这里不做过多建议。

这是对于纯增肌者和对于需要严格控制体重或快速减脂的人来说，可以考虑用补充剂来补充一些微量营养素，最简单的方法，可以直接吃复合营养素补充剂，但要注意剂量。

具体到每一种营养素的情况，则建议如下。

维生素 A 不建议使用补充剂。

β- 胡萝卜素，除非剂量非常小，一般也不建议使用补充剂，尤其是吸烟者。

使用补充剂补充维生素 C，建议每天不超过 1g。因为组织中的维生素 C 很容易饱和，如果使用补充剂，建议分次服用。一般每次 100~200mg，每天 3 次足够了。

使用补充剂补充维生素 D，要注意防止过量，剂量最好是控制在 5μg/d 以内。

使用补充剂补充维生素 E，可以每周一次，因为市面上销售的维生素 E 剂量一般都比较大，不适合天天吃，每周 100~200IU 足够了。

锌过量的剂量标准相对较高，所以使用补充剂比较安全，市面上的补充剂，一般都能接受。但需要注意，大量摄入锌容易造成铜缺乏，所以补锌剂量也不要过大。

男性一般不建议使用铁补充剂,女性也要慎重使用,一般每天不超过 10mg。

镁一般不容易造成缺乏,所以使用补充剂的意义不大。注意如果使用补充剂形式的镁,不要超过360mg/d。

最后,一般不建议通过补充剂补充铜。

选读内容：运动后低血睾酮症

我们简单讲一点运动对血液中睾酮水平的影响。

运动对基础睾酮的影响，我们要把握住一点，那就是恰当的运动，会提高血睾酮水平，而过量运动、过度训练，会降低基础血睾酮。

我们熟悉一个词，叫运动后低血睾酮症，这就是比较严重的情况了。

通常一次性过量运动后，血睾酮都会降低一段时间（长短根据运动情况而定），但也可以快速恢复。如果出现低血睾酮症，短期内则可能无法恢复。

运动医学习惯用睾酮和皮质醇的比值来衡量一个人的肌肉合成和分解情况，比如一次性运动后，睾酮水平和皮质醇水平都会升高，彼此之间比例变化不大，这说明还是很平衡的。但是长时间的大量训练，就可能引起睾酮水平升高的没有皮质醇那么多，甚至睾酮水平降低，皮质醇仍然升高，那么就出现了明显的高分解代谢局面。

所以，大家在训练的时候一定要注意，高容量的训练可以安排，但是持续时间不要太长。根据自己的身体表现来决定训练时间，如果说这阵子训练量加大，出现持续疲劳的情况，那么一定要降低训练量。

如果出现运动后低血睾酮，该如何恢复呢？从目前来看，过度训练引起的低血睾酮症，还是要靠休息和足量的营养来慢慢恢复。除此之外没有特别有效的方法。

营养方面，要求碳水足量、蛋白质足量，脂肪摄入比例不低于每日热量的 30%。其余的营养也要均衡足量，比如锌、钙、维生素 D 等。肉蛋奶都要吃，海鱼也最好吃一些。

最后，情绪的调节也很重要。长期压力大，皮质醇水平长期较高，对低血睾酮症也有推波助澜的作用。

缓解压力很重要，但是好像心理调节并没有受到重视。建议大家平时训练后，去做一些心理上的放松，比如呼吸放松训练，很有好处。

人的生理设定，睾酮水平是早高晚低。有一部分人也有每个月的节律，有的时候睾酮就比较高，有的时候会比较低。所以这里要提醒读者，如果选择测量血睾酮水平，一两次的结果不一定能说明问题。

稍微高强度的运动就会引起睾酮水平升高，由于要测量基础睾酮，所以在测量之前不要做任何运动，最好是前一天安静的休息。

【**知识点**】

一般如果用检血的方法测睾酮(唾液和血哪个好,现在还存在争议),就在清晨6:00~8:00空腹采血。

健身有捷径吗？

详解补剂

7.1 健身补剂到底有用没用

这一章我们讲健身补充剂的话题。对补充剂，民间一般是两种截然对立的态度，一部分人认为，补充剂是健身捷径，只要使用就一定有效，而且这个效果很神奇，任何人使用补充剂，都能获得完美的身材，或是精瘦的体脂率，或是夸张的肌肉。

持这种观念的人，其中的一部分甚至认为健身必须吃蛋白粉，不喝蛋白粉就没法练出肌肉。在这些人眼里，蛋白粉根本不是食物，而是一种神秘的药物，或是强力激素。

另一派说法认为,所有补充剂都是骗人的,都是"智商税",补充剂没有任何作用,健身还是要靠艰苦训练和日常饮食。

这两派说法显然都有问题,因为它们在这个问题上,都走了极端。

实际上,对待补充剂客观的态度,理应是既不将其神秘化,也不盲目否定补充剂的作用。

有一部分补充剂,确实对健身有实实在在的增益作用,这个作用,主要体现在两个方面:真实增益作用和安慰剂效应。

安慰剂效应并不都是坏事,它是被运动营养学界认可的补充剂的有效作用。

真实增益作用,就是指有的补充剂,使用之后,是真的可以提高人们的健身效果,客观上真的有作用。

运动营养学界有共识的、确实有效的补充剂,可以归纳为两类。首先,营养素补充剂(提供食物营养素)通常可以是真实有效的,比如蛋白粉、碳水化合物饮料、维生素和矿物质等。

蛋白粉、碳水化合物饮料等,就是提供蛋白质、碳水化合物营养补充的补充剂,跟我们食物中的蛋白质、碳水化合物没有本质区别。这些东西,如果食物吃不够的话，用补充剂来补充，就一定是有作用的（甚至在合理范围内多补充一些碳水化合物还有额外的好处）。维生素和矿物质补充剂，在身体缺乏的情况下补充，也是有用的。

还有一类补充剂，属于"性能补充剂"，它们不属于营养，但是往往也存在于食物当中，或者是我们身体能合成的东西。这类补充剂中的一部分，通常被认为也是有效的，比如肌酸、咖啡因、甜菜根汁等。

对于补充剂"有用"这件事，我还要多说几句：我们怎么知道一种补充剂是不是有用？谁说了算？

很多人觉得，当然是用过的人说了算。这也让我想起以前的一件事，我在破解一些无效补充剂的时候，有个读者就反驳我：你说这些补充剂没用，你都用过吗？

实际上，补充剂到底有没有用，以"用过的人"的经验，并不能说明什么问题。真正可靠的证据，需要依靠大量、系统、严谨、科学的研究来证明。

即便是好的科学研究，单独的一两篇论文也不能说明问题，一个运动营养学领域科学观点的确立，需要大量的科研证据来论证。不同的研究团队，用不同的研究方法，可以得到相同的结论才可靠。

一句话：有没有用，科学说了算，不是一两个人就能决定的。

而个人经验，"我觉得管用"这件事，在科学的花园里只是杂草，一分钱都不值。

注意，我是说，从"什么是科学"的角度讲，个人体验没有价值。但不是说它在任何场合都没价值。个人经验，在很多地方毫无疑问还是很有用的。反过来说，科学也不排斥个案研究，只不过个案研究只能提供一些思路，它的证据强度非常低，甚至没有什么证据强度。

个人经验，用科学的语言说，叫"见证叙述"。健身领域，这种"证据"非常常见。比如一种补充剂，很多人会说："我喝了管用，你也喝吧！"一种训练方法，有人会说："我就是这么练的，效果特别棒！这么练就对了！"大多数人会对这种个人经验深信不疑，但实际上，见证叙述根本不能作为科学证据，原因主要有三个。

第一个原因，样本数量太少。人和人个体差异很大，一个人身上的经验，用到无数人身上当然不行。这个道理很简单。

我们用肌酸和咖啡因来举例。研究发现，这两种补充剂在有些人身上是有效的，但有的个体对这两种补充剂没有反应。实际上，单独补充肌酸可能对几乎一半的人都不起效，或效果不明显。所以，在 A 身上没用，不代表对 B 就不合适，在 A 身上有用，也不能说对

B 就一定能产生效果。

首先，人的基因差异就决定了使用同一种补充剂的不同反应。比如人和人身体里腺苷受体的类型、数量、位点的差异，就让不同的人对咖啡因的反应不同（因为咖啡因是一种腺苷拮抗剂）。咖啡因的肝脏代谢差异，也让咖啡因在不同人身上的半衰期不一样。

其次，基础饮食差异，也对补充剂的效果有影响。比如素食者因为食物肌酸摄入较少，身体的肌酸基础水平较低，补充肌酸效果一般就会更明显。而平时吃肉比较多的人，肌酸基础水平就比较好，补充肌酸的效果一般就不如素食者好。更不要说，每个人的训练年限、训练方法都不一样，一种补充剂在训练新手身上有效，不代表在训练了 2~3 年的老手身上也有效。

我还见过更可笑的事，曾经有一个人跟我抱怨说，他的亲身经历告诉他，蛋白粉一点增肌作用都没有！询问之下才知道，他每天的训练量只有十几个俯卧撑。这样的训练，他希望蛋白粉能带给他全身明显增肌，怎么可能呢？

第二个原因，就是个人在总结经验的时候，总结的是否正确有待考证。你可能认为获得的某种效果是因为一个特定的原因，其实很可能是其他复杂的原因引起的。

举个我经历过的哭笑不得的例子。有人曾跟我说过，你妻子怀孕的时候一定要让她每天吃核桃，这样生出来的孩子才聪明。因为他有个朋友，妻子怀孕的时候每天吃核桃，结果生出来的孩子特别聪明。

一个孩子是否聪明当然是由很多因素决定的。首先就是遗传因素，有可能决定了一个人聪明程度的一大半。其余的影响因素中，营养方面的可能就有几十个甚至上百个。而且，有研究发现，孕妇孕期的生活环境，对孩子的性格和智力也都可能会产生影响。这个环境，又包括空气质量、光线、噪声污染、各类污染物、孕妇接触的人群等等。

孩子出生后的养育、成长和教育，难道跟孩子是否聪明没关系吗？这又是一系列极端复杂的影响因素。

一个孩子最终很聪明，你怎么知道就是几个核桃的原因呢？况且，就连"孩子聪明"这个结论，也不是一种科学的、具有操作性的描述，也只是"你觉得聪明"而已。不然每个人标准不一样，你怎么衡量？

【知识点】

什么叫操作性描述？就是能用科学的测量数据来描述，比如智商是多少。

"孕妇孕期每天吃若干核桃可以让胎儿的智力水平得到明显提高"，如果用科学的方法来验证这个假设，要找很多孕妇，而且孕妇和配偶的人种、年龄、受教育程度、智力水平、收入水平、生活方式、饮食、环境等等都要差不多，然后随机分组，一组补充核桃作为实验组，一组不补充作为对照组。

在孩子出生后，还需要控制孩子养育、成长环境和教育的极其复杂的影响因素，若干年后，再分几个年龄阶段，用统一的一套方法，来评价孩子的智力水平差异。

总之，一个科学的实验很复杂。实验设计的总目的，就是要尽可能地排除各种影响因素，把假设孤立出来。这还仅仅是实验设计阶段，实验数据的分析，结论的形成，也都要符合一整套复杂的科学原则。任何一个地方出问题，实验都会变成无效实验。

拿健身补充剂来说，要想获得"某种补充剂是否有效"的研究结论，科学实验至少需要考虑以下因素。

◆ 受试者变量：性别、年龄、训练水平、基础营养水平等。

◆ 测量变量：技术有效性和可重复性、主观性和客观性测量指标、可验证式假设的测量指标等。

◆ 实验设计：短期或长期补充、实验场地、样本构成、是否符合"双盲"实验要求、交叉或平行组别设计、安慰剂对照组等。

◆ 补充方案:补充的剂量、补充的时机、补充的方法等。

我们只简单举一个方面的例子。

对于补充剂的效果研究,理想的方法是采用重复测量或交叉实验设计。每个受试者都要服用补充剂和安慰剂,自身和自身做对照。受试者服用补充剂和安慰剂的间隔也很重要,需要间隔足够长的时间,来消除之前服用的东西对下一次实验可能产生的影响。而且在这个过程中,实验受试者的生活、训练方方面面都要管理和控制,因为如果这期间受试者停训,那么对接下来的训练效果就会产生影响,可能掩盖补充剂的效果。科学研究是非常复杂的,绝不是公众理解的那种"看起来像实验"。

第三个原因,就是安慰剂效应和人的适应能力。

安慰剂效应,简单来说,如果你发自内心地觉得一种东西有效,那么真的可能就会感觉到它的效果(差不多就是所谓的"信则灵")。

在科学哲学界有句话很有名,叫"在20世纪以前,整个医学史只能说是安慰剂效应的历史。"

现代医学的时间很短,人类面对疾病,发展出有明确疗效的医疗方法的时间,悲观一点说也就只有一百多年。之前人们不得病吗? 那些病是怎么治好的?

一是靠人体极其强大的自愈能力(就是人体的适应能力),另一个就是靠安慰剂效应。只不过,这两者的效果也不是特别理想,所以过去人的平均寿命还是很短的。尽管不理想,但效果始终是有的,而且在某些个体身上,可能很明显。

有数据显示,安慰剂效应的有效率,在抑郁症治疗中是 29%,十二指肠溃疡是 36%,偏头疼是 29%,食道炎是 27%。而且,还有人神奇地对安慰剂成瘾,不吃就不行,剂量越来越大。

人的自愈能力,也是造成有些"药物"有效的一个原因。比如,得了感冒,吃药一周好,不吃药七天好。结果都差不多。

健身也一样,安慰剂效应真的可能让有些完全无效的补充剂变得"有效",比如使用某种促睾产品后,训练者觉得训练很有热情,实际上这完全可能是心理作用。而在科学研究中,会采用盲实验的方法,让被试者不知道自己是否吃了某种真的补充剂。

人体还有很强的应激适应能力。比如以前不运动,突然做一定强度的有氧运动,肌肉蛋白质会消耗比较多。但是这种运动持续一段时间后,肌肉蛋白质氧化量就会减少,因为我们的身体已经适应了,提高了蛋白质的利用效率。

所以,如果不明白这一点,一个人一开始运动的时候掉肌肉掉的很明显,后来吃了某种补充剂,发现掉的不明显了,以为是补充剂的作用,实际上那不一定是补充剂的效果,很可能就是人体适应了这种运动。

在这方面,即便是科学的实验,也会出问题。比如有些实验想研究训练组数对力量训练效果的影响,但设计得不好,找的实验被试者全是新手,做出来的结论给有经验的运动员用,那可能就会造成错误的指导。

人更容易相信人,而不是客观生硬的数据,心理学把这件事叫"鲜活性效应"。

比如有个人想用点肌酸,但是担心副作用。上网查了一大堆文献,都说肌酸挺安全的,才放心准备使用。但是,在这时候来个朋友,说自己吃肌酸吃完拉了一个星期肚子,肌肉都掉没了。

通常来说,这个人听到朋友这么一番话,十有八九会动摇他对肌酸的信任。文献中几万人的样本量,严谨的实验设计,详细的数据分析,都比不过身边一个鲜活的例子,这就是"鲜活性效应"。

所以,一种补充剂到底有用没用,不是一两个人说了算的,甚至不是一两项设计良好的实验说了算的,而是经过大量设计良好的科学研究综合评价的,最终得出一个基本建议,只有这样,才最可能符合大多数人的情况。

我们刚才说,一种补充剂有效,除了真实增益作用,还可能体现在安慰剂效应上,这又怎么理解呢?

上面讲到,安慰剂效应是"不好"的事,但是这个不好,是对于"评价这种补充剂是否有效来指导别人该不该使用"这件事上,安慰剂效应,对使用者自己来说,并不是完全不好。

如果安慰剂效应让某种补充剂对个体产生了作用,提高了健身训练效果,那么基本就是件好事,这也属于"有用"。运动营养学对补充剂的态度,是认可这种作用的。

我们看几个有趣的科学研究。

◆ 实验人员给举重运动员注射合成代谢类固醇激素,而实际注射的只是生理盐水,在不知情的情况下,这些举重运动员的瘦体重居然得到了明显增长。

◆ 实验人员告知自行车运动员,将给他们提供无咖啡因安慰剂和两种不同剂量的含咖啡因饮料(咖啡因的剂量越来越大),观察运动员运动效果的变化。

实验发现,如果运动员相信自己喝了安慰剂,那么之后的运动成绩就会降低。而如果运动员相信自己喝了含咖啡因的饮料，即便这些饮料里根本没有咖啡因，之后的运动成绩也会提高。这就是说，"假的"咖啡因饮料，对运动员也的确起到了效果。

更有意思的是，这种安慰剂效应居然还出现了剂量–反应关系，也就是说，假咖啡因饮料的"剂量"越大，运动员的运动成绩提高得越多。

如果因为安慰剂效应，健身者使用补充剂后，确实得到了实实在在的健身增益效果，这对健身者来说，未尝不是一件好事。

实际上，我们对补充剂的智慧态度，就是权衡使用补充剂的成本和收益（成本包括费用、可能的副作用，甚至因为补充剂污染带来的兴奋剂阳性反应等）。当收益远远低于成本的时候，这种补充剂，对于我们来说就是一种有效的，好的补充剂。

读完这一章内容，你会了解到下面这些重要的内容。

➢ 健身该怎么使用蛋白粉？

➢ 为什么说吃咖啡因胶囊比喝咖啡好？

➢ 增肌者怎么利用咖啡因帮助增肌？

➢ 肌酸是如何促进增肌的？

➢ 肌酸该怎么补充？

➢ 补充肌酸无效者该怎么办？

➤ 为什么说氮泵说明书是在"胡闹"？

➤ 左旋肉碱对增肌有好处吗？

➤ 左旋肉碱到底能不能帮助减肥？

7.2 可笑的"蛋白粉无用论"

现在有一些观点说，蛋白粉是没用的东西，连BBC（英国广播公司）的一部纪录片里也这么说，蛋白粉真的没用吗？

我们先说说蛋白粉是什么，然后结合BBC这则纪录片，来看看蛋白粉对健身者究竟有没有用。

首先，蛋白粉就是高蛋白质食物当中浓缩的蛋白质，蛋白粉也是一种食物，它不是药，也不是激素，一点都不神秘。

通俗地说，一桶蛋白粉，跟一桶鸡胸肉、一桶鸡蛋清，在蛋白质营养方面，没有本质区别。蛋白粉，仅仅是提供浓缩蛋白质的食物而已。

接下来我们来看BBC关于蛋白粉的观点。很多人相信 BBC 的纪录片,认为 BBC 说的那一定没错。实际上,在科学的框架下,BBC 纪录片只不过是一个娱乐节目而已。

关于蛋白粉,BBC 做了两个所谓的"实验",一个"实验"是个同位素示踪实验。这种方法很常用,简单说,就是把一些蛋白质用同位素标记,这样研究者能看到这些蛋白质被人吃下去后,在我们身体里的"运行轨迹",知道它们"去了哪儿"。

主持人用自己做实验,喝了被"标记的蛋白粉"之后,做了单腿的力量训练。

"实验"结果让主持人很"震惊",蛋白粉里的蛋白质"居然"进入了运动腿的肌肉,而且比非运动腿进入得更多。而实际上,这种震惊完全是少见多怪。

饮食蛋白质当然会进入身体里所有需要蛋白质的地方(包括不运动的肌肉里,也时时刻刻有蛋白质更新),而运动的肌肉会需要更多蛋白质,所以,饮食蛋白质进入得更多,一点也不奇怪。

如果实验标记的不是蛋白粉,而是鸡蛋、肉类,或任何蛋白质食物里的蛋白质,照样会得到同样的结果。

另外一个"实验",主持者找了 20 多名志愿者进行力量训练,一半人补充蛋白粉,另外的一半人不补充,最后发现,两组人的肌肉和力量增长没有显著差异。

这看起来好像能说明蛋白粉没有用，但实际上，这则所谓的"实验"是没有任何意义的伪实验。节目为了显得很科学，往往会用"实验"的形式来歪曲事实，公众无法区分"真伪实验"。

说其是伪实验，主要有以下几个原因。

1. 节目"实验"根本没有表明是否控制了训练者的饮食。只有训练者的饮食统一化，对比效果才有意义。

节目当中说，如果蛋白质摄入已经充足，那么额外摄入蛋白质也不会增加力量训练的效果，这种观点本身没错，但这不代表蛋白粉就没用，因为，训练者的日常膳食很可能出现蛋白质摄入不足的情况。节目并没有对比训练者日常饮食蛋白质不足的情况。

假如一组受试者在蛋白质摄入不足的情况下补充蛋白粉，那么训练效果当然会有提升。

2. 节目"实验"没有考虑蛋白质的补充时机。我们在第 3 章讲过，蛋白质的补充时机非常重要，训练前、中、后和睡前等节点的补充，都影响着最终的补充效果。

只保持日常摄入蛋白质而训练前后不补充，和保证日常摄入的情况下训练前后额外补充，即便蛋白质总摄入量相同，最终获得的训练效果也很可能不同。

3. "实验"也没有考虑蛋白粉的形式,不同来源的蛋白质,在健身时的意义都不同。节目粗暴的否定了所有蛋白粉。

4. 节目中"蛋白质一次只能吸收 20~30g"的说法也是极端错误和滑稽的,这一点我们讲放到下一节来讲。

5. 节目"实验"没有控制训练者的训练水平。

6. 节目"实验"没有控制训练者除蛋白质以外的营养水平。我们知道,其他很多营养素也会影响力量训练后的效果,"实验"被试者摄入的营养都需要严格控制,实验结论才有意义。

实际上,我们对照关于补充剂效果的科学实验要求就能看出,BBC 的所谓实验,根本就如同幼儿园里孩子的游戏一般。

蛋白粉当然有用,无非是看你怎么用。

比如,普通健身者,每天已经摄入了高达 2.5g/kg 的优质蛋白质,这时晚餐还非要喝一大勺蛋白粉,那这些蛋白粉一般来说就没用了。但是假如此健身者一天只吃了 0.5g/kg 蛋白质,那么喝蛋白粉当然有用。

一种营养补充剂,永远是有用的,因为你永远存在日常饮食营养吃不够的可能性。只要出现食物摄入不足的情况(吃不下那么多东西、外出不方便加工、买不到合适的食物),就应该考虑使用补充剂。

当然,这里仍需要强调,优先用日常饮食满足营养素需要,补充剂只是辅助。

另外,诸如训练前、中、后这类特殊运动营养补充节点,蛋白粉肯定更方便好用。它好携带,好摄入,吸收会快一点,而且不容易造成运动时胃部不适。

在训练前、中进行蛋白质补充,吃天然食物很容易造成运动时的胃部不适感。

蛋白粉不是增肌人群绝对必要的东西,但一定是对增肌人群有用的东西,甚至包括所有人。

【能量补给站】

补充剂的作用始终是补充,而不可以替代日常饮食。日常饮食的基础营养始终应该是我们营养摄入的主流。原因是蛋白粉等补充剂,提供的营养太有针对性,比较单一化。

7.3 蛋白质一次只能吸收 30 克吗

很多人都说,蛋白质一次只能吸收 30g。

一般来说,蛋白质一次性吸收量没有明确的上限,也就是说,在人类胃肠道能够承受的条件下,一次吃多少蛋白质我们基本都能吸收得了。

但为什么民间就传出这么一条伪科学观点呢? 或许这也不是空穴来风。说来说去,很可能还是因为有的人对科学观点的解读实在太外行,还喜欢装自己懂点科学。

过去有一条流传甚广的减肥伪科学,说运动时间只有超过 30 分钟才能消耗脂肪,就是个很好的例子。

人在做一定强度的运动时,因为强度不够高,就无法迅速引起儿茶酚胺的水平升高,身体不会迅速地分解脂肪组织里的甘油三酯,血游离脂肪酸水平明显升高需要一段时间。在一项经典研究里,这个时间差不多是 30 分钟。

于是，有人看到这项研究，就以为只有运动超过 30 分钟，脂肪才开始分解。实际上，这还要看是什么强度的运动，在什么情况下运动。而且，血游离脂肪酸水平没有明显提高，也完全不代表身体没有消耗脂肪。

所谓的 30g 蛋白质是吸收上限，可能也是这种情况。持此观点的人，可能对以下这些科学观点做出了错误的解读。

1. 力量训练后即刻补充蛋白质，可以有效刺激肌肉蛋白质合成代谢的增加。但是，除非体重极高的人，大多数人力量训练后补充 20~25g 高质量蛋白质，就可以最大限度刺激力量训练后肌肉蛋白质的合成，多补充，也没有使肌肉蛋白质合成进一步增加，而是引起摄入氨基酸被氧化的比例增加。

一般训练后人们喜欢补充蛋白粉，20~25g 蛋白质，正好是大约 30g 蛋白粉，可能就被人们误认为一次蛋白质的吸收上限是 30g。

2. 还有些研究发现，不仅训练后，日常摄入蛋白质时，一次摄入 20~25g 蛋白质，就可以让肌肉代谢的合成能力达到饱和（注意仔细琢磨这句话的含义，不是吸收能力饱和，是合成能力饱和），多吃也不见得能增加该次摄入蛋白质后的肌肉合成代谢。

所以一般建议,除了围训练的补充之外,一天的蛋白质日常摄入均衡一点比较好,一次 20~25g,最多 30g,分几次摄入,可能更有利于促进蛋白质最大合成量,也能节约蛋白质。

但这绝不是说,一次性蛋白质摄入有吸收上限。只不过,吸收是能吸收,但吸收得多,不代表就能有更多合成。

任何营养物质,单位时间内吸收速率都有一个上限(注意"单位时间"这几个字),但这个上限,跟一次性吸收的上限并不是一回事。因为如果一次性食物营养过多,身体可以通过增加食物在消化道里停留的时间,来尽量让食物中的营养被消化吸收。

BBC 的节目中说,蛋白质一次只能吸收 20~30g,多余的蛋白质(吸收不了)就会变成能量燃烧掉,或转化为脂肪,或随尿液排出去。至少,目前没有证据能说明蛋白质一次性吸收上限是 30g,即便有上限,推测也要远高于 30g。

节目中说,蛋白质吸收上限之外的蛋白质,会用来供能,变成脂肪或随尿液排出体外。

蛋白质不被吸收,不进入血液循环,又怎么可能去供能或变成脂肪,或通过肾脏被排出体外呢? 营养物质如果没有吸收,根本无法进入血液循环,而只会从粪便排出了。

7.4 咖啡因与减脂和增肌

很多减肥产品的主要成分都是咖啡因,力量训练者有时候也喜欢使用咖啡因胶囊,那么,咖啡因能帮助减脂或增肌吗?

咖啡因属于甲基黄嘌呤,在茶、咖啡、巧克力、可乐等食物里都有。其中,咖啡里含量比较高。一般来说,一杯咖啡可以提供 30~200mg 的咖啡因,不同品牌的咖啡,不同的加工制作方法,咖啡因含量差异都比较大。下表列出了常见食物和饮料中咖啡因的大致含量。

常见食物和饮料中咖啡因的含量

食物或饮料	食用份量	咖啡因的含量(mg)
煮咖啡	250ml	100~150
滴滤咖啡	250ml	125~175
速溶咖啡	250ml	50~70
意式特浓咖啡	250ml	50~110
绿茶	250ml	25~40
红茶	250ml	40~60
可乐类饮料	360ml	35~55
能量饮料	250ml	80~150
黑巧克力	50g	20~40
牛奶巧克力	50g	8~16

数据来源：USDA National Nutrient Database for Standard Reference，Version 21.

总的来说，咖啡因被认为有一定的促进减肥作用。从早期的实验来看，有些实验发现摄入 250~330mg 的咖啡因之后，在两小时左右的运动中脂肪的氧化率提高了大约 30%。这提示咖啡因可能有增加脂肪氧化，进而促进减肥的作用。

这可能是因为咖啡因能通过刺激交感神经兴奋，通过提高肾上腺素浓度来提高脂肪氧化率。

我们知道肾上腺素是一种刺激脂肪分解的激素，

所以肾上腺素浓度提高有助于脂肪的分解。有数据显示,安静状态下服用咖啡因,肾上腺素浓度可升高两倍,血液里游离脂肪酸浓度也会上升。

请注意,脂肪分解不代表脂肪被氧化燃烧,脂肪分解只是脂肪组织里的甘油三酯被分解成游离脂肪酸和甘油,这只是脂肪燃烧的第一步。分解后不被燃烧利用的脂肪,还会再次酯化成甘油三酯。

另外还有一些研究认为咖啡因可以减少脂肪的吸收,可能对减肥也有一定帮助。因为肾上腺素等激素能抑制胰腺和胃中一些酶的分泌,减少脂肪的乳化,这样就减少了脂肪的吸收。

有些研究认为,咖啡因有潜在的抑制脂肪合成的作用。日本有一项研究显示,用高脂饮食诱发小鼠出现2型糖尿病和肥胖,然后用添加了咖啡因和橙皮糖苷的饲料喂食,发现似乎能起到一定抗脂肪生成的作用。这提示咖啡因可能有直接抑制脂肪合成的效果,但是咖啡因是否真的有这种作用,目前也还没有明确的结论。

◆ 咖啡因促进减肥还表现在咖啡因能提高人的运动能力

很多实验发现,摄入咖啡因之后,能提高耐力运动员的力竭时间。比如某运动者,之前以某个速度奔跑

60分钟就无法持续奔跑了,使用咖啡因之后,奔跑持续的时间会延长。

如果说咖啡因能起到这样的作用,那么对增加脂肪的氧化,进而促进减肥也是间接有利的。

因为,有氧耐力运动时间越长,脂肪氧化的比例越大。这是脂肪的直接消耗,虽然不能认为对减肥有决定性影响,但可以增加脂肪直接氧化,也是一个好消息。另一方面,耐受更长时间的运动,运动热量消耗必然增加,对减肥无疑也是有好处的。

实际上,从咖啡因提高运动能力的角度说,早期的研究一般集中在耐力运动上,后来的研究逐渐发现,咖啡因几乎可以提高所有类型运动的运动表现。

有一种观点表明,咖啡因促进减肥的作用其实是通过中枢神经来实现的。因为咖啡因是一种兴奋和有镇痛作用的物质(咖啡因和它的代谢产物很容易穿过血脑屏障对中枢神经系统产生影响)。

咖啡因的兴奋作用,让使用者更有运动热情,而咖啡因的镇痛作用,可以降低运动时的不适感,或者说提高人对运动不适感的耐受能力,这样就提高了人运动至力竭的时间,延长运动时间。

所以我们之前也强调,减肥使用咖啡因,最好是配合运动,如果不运动,仅仅使用咖啡因可能没什么效果。因为如果咖啡因是通过作用于中枢神经提高运动能力来起到间接的促进减肥的作用，那么不运动显然就不可能有这种作用。

总的来说，咖啡因提高运动成绩的作用是被肯定的。减肥时，我建议可以考虑使用一些咖啡因，不能说绝对有促进减肥的作用，但很可能有一定的好处。当然这是针对健康人来说的。咖啡因使用的禁忌我们下面会讲到。

◆ 咖啡因对力量训练有促进效果

确实有一些研究认为咖啡因对短时间的冲刺性运动有好处。这类运动时间一般都低于 90 秒，无氧代谢供能比例都很大。

有些实验就发现，像 100 米自由泳这类运动项目，使用咖啡因能够提高运动成绩。还有些研究发现，在无氧运动中，使用咖啡因能提高最大功率的输出和总做功量，或者延长无氧运动的力竭时间，这就提示，咖啡因对力量训练可能也有好处。

还有一些研究认为，咖啡因对卧推成绩的提高有帮助，这似乎更直接地说明，咖啡因对力量训练是有好处的。

一般认为，原因可能跟肌肉内的离子交换有关系。我们知道肌肉收缩跟钙离子关系非常密切（没有钙离子肌肉就不能收缩）。体外试验证明，咖啡因能影响肌原纤维对钙离子的敏感性，增加肌浆网对钙离子的渗透性。通过这些作用，对肌肉兴奋收缩有促进作用，使肌肉力量增强或者无氧耐力提高。

另外，咖啡因对力量训练的增益效果，可能也是通过中枢神经起作用的，这跟耐力运动类似。可以通俗地理解，使用咖啡因之后，人会更兴奋，运动热情更高，对肌肉酸痛的耐受能力更强，这些对力量训练一般来说也都会有好处。

所以，这就是说，咖啡因不但可能帮助减脂，对于增肌者，力量训练时我们也可以补充一些咖啡因，可能会有增益作用。

◆ 咖啡因使用时的注意事项

首先，主流的观点认为，喝咖啡的效果不如直接补充咖啡因（咖啡中含有咖啡因，但有些补充剂是直接补充咖啡因的）。起初研究者怀疑，是咖啡里面有一些物质对咖啡因的作用产生拮抗性，但后来的研究发现，补充咖啡因胶囊后再喝一杯咖啡，不管这杯咖啡里面含不含咖啡因，都不会影响咖啡因胶囊的效果。

但总体来说，至少有不少实验观察到，相比喝咖啡，直接使用咖啡因补充剂的效果更好。所以，如果要补充咖啡因,我更建议大家直接使用咖啡因补充剂。

直接使用补充剂还有一个好处,就是剂量上更好控制。现在还有些咖啡因补充剂,使用咖啡因口香糖的形式,这样可以通过口腔细胞摄取咖啡因,吸收更快,效果可能更显著。

如果不方便喝咖啡,或者没有咖啡因补充剂,喝含有咖啡因的可乐也是一个办法。因为有研究发现,跟不含咖啡因但同样含有碳水化合物的运动饮料相比,含有咖啡因的可乐,能更明显的提高运动能力。

所以,补充咖啡因,可以喝咖啡,或者含咖啡因的可乐,但最好的方法,可能还是直接使用咖啡因补充剂。

使用咖啡因,另外需要注意的一点,咖啡因没有明显的剂量-反应关系。也就是说,多摄入不见得有更好的效果。

比如,有实验给自行车运动员运动前 1 小时摄入每千克体重 5mg、9mg、13mg 的咖啡因,发现三组运动员的运动能力提高都差不多。所以,我们使用咖啡因,不建议一开始就使用大剂量。

如果有条件的话,先按照 1mg/kg 的剂量来摄入,如果发现有兴奋的效果,就没必要再多吃了。如果没有明显效果再逐渐增大剂量。咖啡因毕竟有一定的副作用，所以我们建议，一次最多也不要超过 5mg/kg。比如 70kg 的人，一次使用不建议超过 350mg。

咖啡因的摄入时机，一般运动前 1 小时摄入最理想，因为咖啡因吸收较快，达到血液峰值浓度一般只需要 1 小时左右。

咖啡因在体内代谢的半衰期为 4~6 小时，血液峰值浓度可持续 3~4 小时，代谢比较缓慢。如果有可能因为咖啡因影响睡眠的话，要注意尽量不要在睡前 6~8 小时内摄入咖啡因（有些人甚至需要更久）。

咖啡因属于兴奋物质，所以有一些副作用，一般来说副作用包括躁动、头疼、失眠、肌肉抽动、焦虑、血压升高、心跳加快等。所以，有某些基础性疾病，如心脏病、高血压、青光眼、失眠症等疾病的人不建议使用咖啡因。健康人群在使用时，也一定要严密监控咖啡因的副作用反应。

最后注意，咖啡因有利尿作用，使用咖啡因期间要注意补水。

7.5 肌酸与增肌训练

肌酸是一种力量训练者非常熟悉的补充剂,我们之前讲过磷酸肌酸,当时我说,基本可以认为这两者是一种东西。

肌肉当中的磷酸肌酸,在极高强度的运动中被作为主要的提供能量的物质。但磷酸肌酸的储量较低,所以提供能量的持续性很差,只能供极高强度运动持续几秒钟。我们补充肌酸,就是为了提高肌肉内磷酸肌酸的储量。

简单地理解,肌酸可以认为是还没有能量的磷酸肌酸。肌酸补充之后,进入肌肉内被磷酸化(带上能量),就变成磷酸肌酸,可以发挥作用了。

肌酸的作用这里不需要讨论,因为有大量成熟的研究已经证明,肌酸这种补充剂是有效的。

肌酸的作用,对于健身者来说主要体现在以下三个方面。

1. 提高训练水平，促进肌肉增长。

增肌训练时，也会利用到磷酸肌酸供能系统，所以补充肌酸后，对增肌训练是有帮助的。这种帮助主要体现在提高训练时的最大力量和耐力上，也就是说，补充肌酸可以让训练者的力量提高，并且训练时能完成更多组训练。

训练水平提高，对增肌自然有好处，这是补充肌酸对健身者的第一个作用。

2. 通过增加肌肉细胞内的水分，直接增加肌肉体积。

肌酸补充后进入肌肉细胞，会提高肌肉细胞内渗透压，增加肌肉细胞内水分。补充肌酸后，补充者的体重一般都会增加 1~2kg，通常认为这就是肌肉内水分的增加，会直接让肌肉显得更饱满充盈。

3. 肌肉内水分增肌会刺激肌肉蛋白质合成代谢的增加。

肌肉细胞肿胀会刺激蛋白质合成的表达，这一点我们在第 2 章中已经讲过。而且，研究还提示，就算是对不训练的人来说，补充肌酸后也可以通过细胞肿胀来刺激肌肉蛋白质合成，这对久坐不动者也有一定的保健作用。

4. 补充肌酸还有一些"零碎"的作用,比如,对于受伤的运动员,补充肌酸可以促进康复。

我们身体可以自己合成肌酸,而且也存在于食物中,肌酸含量比较高的食物主要是肉类。所以,素食者一般肌肉里肌酸水平会相对低一些。

但就算是肉食者,肌肉内肌酸水平距离饱和程度还有一定差距,补充肌酸补充剂,就是为了进一步提高肌肉内肌酸水平。

通常情况下,补充肌酸可以让肌肉内肌酸水平增加 10%~20%(素食者可以增加约 40%)。肌酸储量饱和,一般可以达到 150~160mmol/kg 干重。

补充肌酸,让肌肉内肌酸水平提高,需要一个过程,要有一个补充周期,才能让肌肉内肌酸缓慢地达到饱和。因为人体对肌酸的吸收能力有限,一次性补充肌酸量不可能太大。

补充肌酸,有两个经典的方法,一个是快速补充周期,一个是慢速补充周期。

◆ 快速补充的方法:每天 20~25g,分 4~5 次摄入,连续服用 5 天。

分散补充很重要,一次性大剂量补充非常容易引起腹胀和腹泻等问。

◆ 慢速补充的方法:每天补充 3g,连续补充

28 天。

这两种方法,都可以让肌肉内肌酸水平达到饱和。但一般慢速补充效果更好,负面反应也更少。而且,把每天的肌酸量分散补充很重要,每一次补充量越小越好。

肌肉内肌酸饱和之后,如果继续补充,也不会增加肌肉内肌酸水平,最多只能让肌酸水平不降低。如果饱和后不再补充,肌肉内肌酸水平会从饱和程度逐渐缓慢下降,4~5 周后,降低到未补充前的水平。

肌酸的周期补充,目的是让肌肉内肌酸达到饱和。但如果零散的补充也有意义,可以稍微提高肌肉内肌酸水平,这样对运动训练能力的提高也有一定帮助。

也就是说,肌酸无论补充达到饱和,还是多少补充一点,理论上都有一定的好处。但如果想获得补充肌酸最大的好处,当然还是需要完整补充,使肌肉内肌酸水平达到饱和。

肌酸补充达到饱和后,如果想要维持这种饱和水平,一般只需要每天补充 2g 就可以了。因为正常情况下,人体每天代谢排出的肌酸就是 2g 左右。

但是有研究认为,肌酸补充 4~6 周后,即便继续补充,肌肉内肌酸水平也会逐渐降低。所以有一种说法认为,肌酸补充一段时间后必须停一段时间。

实际上,补充肌酸也不一定非要补充和停用交替循环,如果用慢速周期补充的方法,可以连续补充很长时间。所以,补充肌酸如果用慢速的方法,连续补充12~15周后停3~4周也就足够了。

补充肌酸的同时安排力量训练,能让肌酸的储量提高,而且对肌肉增长也最有好处。当然,绝大多数增肌者都有规律训练,所以补充肌酸的时候通常都处于训练阶段。

能够促进肌酸进入肌肉的物质,主要是胰岛素,所以,补充肌酸的时候,配合碳水化合物一起补充效果最好。一般来说,每补充5g肌酸,配合100g葡萄糖(或其他高GI碳水化合物)就可以了。

当然,很多人觉得100g葡萄糖的量听起来"很可怕",是不是太多了。但客观现实就是这样,因为我们只是为大家提供客观的知识,至于使用时怎么调整,那就要根据每个人的情况来安排了。

科学知识是客观的,是没有任何感情色彩的。

其实,配合肌酸补充糖是为了提高胰岛素水平,让胰岛素促进肌酸被肌肉吸收。所以,只要能提高胰岛素水平的方法,都可以作为肌酸补充的"搭档"。

假如不想吃很多糖,也可以用白面包、米饭等高GI 碳水来替代,这样,把肌酸的补充跟一日三餐恰当的安排在一起(要注意三餐中其他食物可能降低碳水化合物的 GI)。

血浆氨基酸水平提高,也能在一定程度上刺激胰岛素分泌,所以,配合肌酸补充碳水化合物的时候,再加上一点蛋白质,效果会更好。

需要强调,不是所有人补充肌酸都有效果,一般认为,有 30%~50% 的人,补充肌酸是无效的(所谓"无反应者")。但这些"无反应者"配合高 GI 碳水化合物充后一般会好很多。

7.6 肌酸和咖啡因不能一起补充吗

关于补充肌酸,有一个重要的观点,肌酸和咖啡因有"冲突"。这个冲突,准确地表述为"咖啡因可能会降低肌酸补充剂的功能增进作用"。也就是说,服用肌酸可以提高运动能力,但咖啡因和肌酸一起服用,有可能抵消这种运动能力的提高。

这种观点在运动营养学界被盛传,是因为 Vandenberghe K 等的实验。事实上,很多学者对这个实验的结果半信半疑,而且这个实验设计也不能算很完美。

但实验也发现,不管是否摄入咖啡因,肌肉内的肌酸浓度都提高了。也就是说,咖啡因不影响肌肉对肌酸的摄取,只可能会导致肌酸的作用发挥不出来。所以,如果服用肌酸是为了肌肉内肌酸浓度达到饱和,那么咖啡因对这个过程没有什么影响。

目前还不能说咖啡因一定会阻碍肌酸补充对运

动效果的提升。而且对于健身者来说，补充肌酸的目的，主要是为了提高肌肉内肌酸的水平，所以在补充肌酸的时候，对咖啡因（或者喝咖啡）更不需要太紧张。

最后，我们说一下肌酸补充的安全性。

有些观点提出补充肌酸会引起肾损伤，其实出现这种问题的案例数量很少，而且往往是出现在已经有肾脏问题的人身上。目前的研究证明，对于健康人来说，补充肌酸不会造成肾脏损伤。

过去还有关于肌酸致癌的担心，目前看也已经被排除了。

总体来说，补充肌酸的安全性还是比较高的，这是一种可以让健康人放心使用的补充剂。

其实，补充肌酸最常出现的问题，还是腹部不适，比如腹胀、腹泻。一般都是因为一次性补充了太多肌酸导致的。所以，肌酸只要分成小剂量补充就可以了。

7.7 力量训练用氮泵有好处吗

氮泵不是一种补充剂,而是一类补充剂。不同厂家生产的氮泵,配方也不一样,但总体来说,多数氮泵里都有这三种成分——肌酸、咖啡因、精氨酸。另外,不少氮泵里还添加了烟酸、β-丙氨酸、甜菜碱、甘油和一些植物提取物成分。

氮泵不是单一的补充剂,是一种混合大杂烩。这就涉及一个问题,几种成分混合起来,功效可能超过或低于这几种成分功效的总和。也就是说,氮泵里面这些成分,单独的功效和副作用都讲得清,混在一起情况就复杂了。

这种情况很常见,比如上文刚讲过,咖啡和咖啡因,对运动功能的影响就不一样,不能完全排除咖啡里面有一些成分,降低了咖啡因的效果。

但是,一方面,每个厂家的氮泵配方都不一样,研究者不可能逐一去做实验。另一方面,目前也缺乏对氮泵这种混合配方补充剂的全面研究。所以，我们讲氮泵只能拆开了讲，把里面的主要成分一个一个地分开说。但不可避免的，也可能会低估或高估氮泵的总体功效或副作用。

我们先说氮泵里的传统成分：肌酸、咖啡因、精氨酸。

氮泵里的肌酸，从氮泵的总体作用上来说地位可能并不明显。氮泵的主要作用是兴奋、激发训练热情和给训练者带来较强的训练感。氮泵里面的肌酸含量往往不高，而且肌酸单次补充吸收量也有限，所以实际上体现不出什么直接作用。

也就是说，肌酸补充，一般需要一个周期，逐渐提高肌肉内肌酸的含量。虽然零散的补充也有好处，但是一次补充后不可能马上体现出来。

况且，肌酸从摄入到血浆肌酸达到峰值，至少需要1个小时左右的时间。而且肌酸想要发挥作用，还需要进入肌肉，所以一般来说还需要经历一个肌肉从血液中摄取肌酸的过程。

如果想为这次训练服务，那么至少要在训练前1小时服用肌酸，甚至更早。很多氮泵说明书说，训练前15~30分钟服用，这么短的时间完全不够。

咖啡因可能是氮泵里的"主角"。在氮泵里，咖啡因主要是通过刺激中枢神经起到兴奋作用,延缓疲劳,提高训练热情。咖啡因也可能在一定程度上增强肌肉的收缩能力。

但同样,咖啡因也还是有一个服用时间的问题。

咖啡因吸收也需要时间,血液中浓度达到峰值的时间大概需要 1 小时。所以,氮泵里的咖啡因要想起作用,理论上还是需要在训练前 1 小时服用氮泵。

氮泵里最重要的成分,就是咖啡因。氮泵最核心的作用,就是咖啡因带来的兴奋作用。

当然,很多氮泵里除了咖啡因之外,还有一些其他的兴奋成分,这些成分的种类和剂量都有所不同,对咖啡因的吸收代谢是否有影响也很难讲。也许这些成分中含有吸收较快的兴奋物质,可以起到一个预兴奋的功能,或让咖啡因的起效时间提前。

但理论上讲,氮泵还是最好在训练前一小时服用,给身体一个充分吸收有效物质的时间,或按自己的习惯来。

产品宣传一般说,精氨酸在氮泵里扮演的是增加肌肉血流量的角色。为什么精氨酸被认为有这个功能,是因为精氨酸是一氧化氮的前体物质。在体内,精氨酸通过一氧化氮复合酶的催化,跟氧分子生成一氧化氮。一氧化氮具有舒张血管的功能,能增加肌肉内的血流量。

精氨酸能不能增加血管内皮一氧化氮的合成,进而增加肌肉血流量呢?

答案是有可能。

但补充多大剂量的精氨酸能起到扩张血管的作用,还是因人而异。有荟萃分析报告表明,对血管内皮功能较差的人,补充精氨酸能起到扩张血管的作用,但对于内皮功能正常或较好的人,就看不到这种作用。

血管内皮功能较差的人群,大多数可能患有不同程度的原发性高血压。所以,也可以勉强这样猜测,如果你先天血压比较高,那么精氨酸起作用的几率就大一些。有些人先天血压就低,那可能补充精氨酸也不管用。

此外,有些氮泵里还添加了一些其他物质,比如烟酸、叶酸、β- 丙氨酸、甜菜根汁和甘油等。

烟酸大量使用有扩张血管的功能。所以氮泵里添加烟酸的目的或许也是为促进肌肉血流量。理论上说烟酸是有此功能的,但一般要比较大的剂量才能做到。

叶酸在氮泵中的作用也是帮助扩张血管。因为人体叶酸水平对一氧化氮合成很重要,叶酸缺乏可能会抑制一氧化氮合成。但如果叶酸营养状况本身就不错,那么额外补充也没有什么作用。

β- 丙氨酸的补充有点像肌酸,一般需要一个周期,数周乃至数月时间,而且每日所需的补充剂量也很大,偶尔小剂量补充意义不大。

甜菜根汁是作为硝酸盐的来源而成为运动补充剂的。硝酸盐在小肠里被吸收,1~2小时后血浆达到峰值,其中大部分硝酸盐被唾液腺获取,并且分泌在唾液中。这些唾液中的硝酸盐,在舌头表面厌氧菌的作用下,可以转化为亚硝酸盐,亚硝酸盐在胃里则可以生成一氧化氮。这也是身体生成一氧化氮的一种方式。

当然,硝酸盐和亚硝酸盐常被作为一种有毒物质,但是一般认为,通过补充甜菜根汁这类蔬菜为来源的硝酸盐是安全的。

补充甜菜根汁,也分为急性补充和慢性补充两种方案(一次性补充后马上受益和周期补充之后受益),过去的研究一般认为急性补充就可以获得运动能力的提高,现在的研究认为,慢性补充的效果可能更理想。但是要注意,甜菜根汁对增肌训练这种强度非常高,持续时间非常短的运动可能没什么用。

甘油就是有些氮泵里的丙三醇。甘油的作用主要是超水合。有些长跑运动员为防止脱水,会在赛前和水一起服用甘油。甘油能增加血容量,也能增加组织间液的水分,提高全身水储备。这样做间接有利于训练中肌肉产生泵感,理论上说可能是有点作用的。

总结一下,氮泵最主要也最有保证的功能,其实还是兴奋神经,提高训练热情。所以,氮泵里最可能有效的成分,或许还是咖啡因。直接用咖啡因替代氮泵可能也能起到同样的作用。

【能量补给站】

在此建议,如果发现使用氮泵会比使用咖啡因的效果更好(这里面我们不拒绝安慰剂效应),可以偶尔使用氮泵,比如这段时间训练热情不高,但又不属于过度训练的时候,可以用氮泵帮助度过低迷期。有时候训练中想冲击一下大重量,也可以使用氮泵,但不建议经常使用。有严重高血压或者心律不齐等问题的人,最好不要用氮泵。有睡眠问题的人,也要谨慎使用。

选读内容：左旋肉碱能减肥吗

首先，左旋肉碱不是药，人类肝脏和肾脏能合成肉碱，原料是蛋氨酸和赖氨酸。食物中也有肉碱，主要存在于肉类和乳制品中，一般认为羊肉、小牛肉中含量比较高。通常，肉越红肉碱含量越高。下面是常见食物中的肉碱含量。

常见食物中的肉碱含量

食物	肉碱含量(mg/100g)	食物	肉碱含量(mg/100g)
牛肉	87.5	豌豆	5.7
鸡肝	69.2	马铃薯	2.4
牛排	65.0	大蒜	1.3
羊肉	40.5	红薯	1.1
鸭肉	26.7	葡萄干	0.8
猪肉(瘦肉)	17.7	洋葱	0.7
酸奶	12.2	蘑菇	0.5
鸡肉(去皮)	10.4	胡萝卜	0.3

数据来源：中国营养学会．中国居民膳食营养素参考摄入量(2013版)．北京：科学出版社，2014．

粗略地说，肉碱的作用是运载脂肪酸进入线粒体去氧化燃烧，所以人体内的肉碱主要存在于肌肉里面(人体95%的肉碱储存在肌肉细胞内)。

肌肉要燃烧脂肪，需要在线粒体里进行，那么我们可以这样理解：线粒体相当于锅炉，脂肪酸是煤，肉碱就是锅炉工。有些人想当然地认为,锅炉工越多,煤用得就越快,这不就越能减肥吗?所以,肉碱作为一种减肥补剂被使用。

但实际上我们细琢磨一下就知道,煤用得快不快,主要取决于需要量,不一定是锅炉工的数量。如果我们每天只能烧这么多煤,就不需要那么多锅炉工,反过来,锅炉工再多也不会烧掉更多的煤。

我们人体内储存的肉碱不少,一般来说成年男性体内肉碱含量是 20~25g,足够我们使用,而且有很多剩余。我们体内的肉碱主要通过尿液排出,有人认为,运动会引起肉碱排出增多,因此运动人群需要补充肉碱。

我们日常排出的肉碱量非常少,通常只有几十毫克。运动的时候,肉碱排出会增加,一项数据显示,马拉松赛后 24 小时,肉碱排出量增加了 80%~200%。即便按 200% 来算,排出的肉碱相对我们身体的肉碱储存来说仍然非常少。所以把运动后肉碱排出增加作为补充肉碱的理由是不成立的。

而且,如果运动真的会增加肉碱的需要量,那么身体自然会形成一种适应,那就是运动员肌肉肉碱浓度一般比普通人高。但实际上观察研究发现,运动员的肌肉肉碱浓度并不比普通人高,所以这间接提示,我们即便运动量像运动员那么大,其实可能也不需要额外的肉碱。

关于左旋肉碱减肥功效的研究不少,但结论存在争议。综合来看,主流运动营养学界对肉碱补充剂的减脂效果并不看好,有两方面原因,一个是补充剂形式的肉碱吸收率低。

食物肉碱吸收率比较高,大概能达到 63%~75%,但补充剂形式的肉碱吸收率大概只有 15%~20%。

所以,补充肉碱补充剂,一般需要一个非常大的剂量才可能提高肌肉肉碱含量。比如多数人在补充 1~6g 肉碱时,血浆肉碱浓度才可能会增加。甚至还有些研究发现,补充剂形式的肉碱根本就不能增加血浆肉碱浓度。这还仅仅是说血浆肉碱,但我们知道,肉碱要进入肌肉里才能起作用。

现在还没有明确的证据能说明补充剂形式的肉碱,会提高肌肉肉碱的浓度。剂量小了吸收不足,剂量大了,补充的肉碱会很快从肾脏排泄。所以一般认为,通过补充剂补充肉碱来增加肌肉肉碱含量,可能是做不到的。

还有些比较乐观的研究认为,补充大剂量肉碱能稍微提高肌肉肉碱的浓度,但提高量一般只有 1%~2%,这一点点肌肉肉碱水平的提高能起到的作用微乎其微。

如果想通过使用肉碱补充剂增加肌肉肉碱浓度,那么跟补充肌酸一样,可以配合大量的糖。有数据显示,要伴随肉碱配合补充大于 94g 的糖,补充肉碱后才能提高肌肉肉碱的浓度。但如果希望通过补充肉碱来达到减肥目的,那么增加大量不必要的糖类摄入,就要考虑是否划算了。

另一个原因,即便肌肉肉碱含量增加,通常也用不了那么多。就像我们打的比方一样,一个锅炉工就够用的话,再多来几个也不会增加煤的消耗。

有数据显示,只有肉碱浓度低于正常值 25%~50% 时,肌肉对肉碱浓度变化才开始敏感。也就是说，多数时候，肉碱都是用不完的，不是不够用。所以，除本身肉碱水平很低的个体，或者巨量消耗肉碱的个体之外，补充肉碱恐怕不会有明显的促进脂肪酸氧化的作用。

素食者肉碱水平是不是比较低？因为外源性肉碱主要存在于动物性食品当中。有研究说，严格的素食者，血浆肉碱浓度要比正常膳食者低 10%~25%。但即便如此，正常情况下也不会出现肉碱缺乏的情况。正常人体合成肉碱的能力，足够供应肌肉使用。

从直接的实验效果来看，当然有一些实验报告显示肉碱有促进脂肪燃烧的效果。这些研究报告称，使用肉碱后，安静状态下或运动状态下，人体的脂肪利用率提高。但很遗憾，这类报告数量较少，更多的研究认为肉碱对减肥其实并没有什么效果。这些研究一般都使用了每天 2~6g 的高剂量，但发现补充肉碱对安静状态下或者运动中能量物质的利用没有什么影响，脂肪代谢没有变化。

实际上，很多商家宣称肉碱能够"燃脂"，主要的理论依据来源，还是一些早期的动物实验资料。比如对猪、狗和家猫的研究，发现补充肉碱能明显减少实验动物的脂肪含量。但人类试验却一般无法得出同样的结论。

目前为止，没有明确的证据能证明使用肉碱补充剂能够促进脂肪氧化，即便努力创造非常良好的条件，这种试验还是很难成功。所以，我们目前对肉碱补充剂的减肥作用也只能是存疑，虽然说不一定绝对没用，但也绝对不能轻易说有用。

还有的研究认为肉碱能提高血睾酮水平，而且男性附睾和精子里面肉碱浓度非常高。所以肉碱现在也用在治疗一些男性疾病上面,但这对于增肌有没有间接的促进效果还很难说。

最后,我们说一下肉碱的安全性。

正常剂量使用肉碱补充剂一般是安全的,大剂量可能引起腹泻,这个剂量一般是每天 4~6g。当然我们说的肉碱,都是左旋肉碱。它还有一种异构体,叫右旋肉碱,这种右旋肉碱是有毒的。会阻碍体内左旋肉碱的合成,引发肌无力等疾病。所以右旋肉碱绝对不能吃。

但因为右旋肉碱比左旋肉碱便宜,所以有些生产厂家可能会以次充好。如果一定要使用肉碱产品的话,必须注意查看标签,一定不能服用含有右旋肉碱的产品。早期的研究发现,左旋肉碱的急性中毒剂量大约是 630g/d,所以这么看肉碱短期安全性倒是很高。截至 2013 年,美国 FDA 把左旋肉碱列为公认安全无害级别的物质。

肌肉拼图

——简单好用的增肌饮食方案

8.1 什么是"肌肉拼图"

在前面几章里,我已经详细讲了增肌饮食方面的基本知识和指导方法,这一章,我会给大家一套具体的增肌饮食实操方案,这个方案就叫"肌肉拼图"。

肌肉拼图针对的是系统训练的纯增肌者,也就是不需要考虑减脂的增肌者。纯增肌者增肌,我们希望满足其最大化增肌所需要的热量和各种营养,同时仅可以接受脂肪缓慢的适度增长。

也就是说,肌肉拼图,首先要满足增肌者最大化的增肌需要。但因为想让一个增肌者的增肌达到最大化，同时热量摄入又恰好不会增长脂肪是不可能的。所以，肌肉拼图允许增肌者在最大化增肌的同时，增长一些脂肪，只不过，肌肉拼图的设计，会把这种脂肪的增长，控制在尽可能微少的程度。

在增肌和增脂这个两难的问题上，增肌者容易走两个极端，其中一派增肌者，在增肌的过程中完全不计脂肪的增长，甚至认为，想要增肌，先要把自己吃得很胖，于是增肌的同时增长了大量脂肪，既不健康，身材也不漂亮，辛苦训练出来的肌肉都被厚厚的脂肪遮盖住了。

第二类增肌人群，惧怕在增肌过程中脂肪也同时增加，于是饮食摄入过分谨慎，而不能够满足最大化增肌的需要，影响了增肌效果。

从一些针对增肌者的研究，和我对增肌者的指导实践来看，较大比例的增肌者属于第二类人群，他们增肌效果不好的原因，往往是营养摄入过于谨慎，该吃的东西没吃够。

具体到营养素，这类增肌者最容易摄入不足的是碳水化合物。很多增肌者为了保持比较低的体脂率，或者因为害怕变胖，会刻意地控制碳水化合物的摄入量。还有些增肌者，则因为自身食量有限，限制了足够的碳水化合物摄入,在吃够肉、蛋、奶的情况下,就吃不下多少主食了。

另外一个导致增肌者碳水化合物摄入不足的因素,是对碳水化合物的不重视,很多人到现在还有一种疑惑,认为既然肌肉是蛋白质构成的,那增肌为什么要多吃碳水化合物?

总之,各种复杂的原因,导致了大量增肌者存在碳水化合物摄入不足的情况。在我指导的增肌学员里,明显碳水化合物摄入不足的学员,在补足碳水化合物营养之后,增肌效果都有明显提高,甚至优于增肌训练年限超过 3 年的训练老手,也可以突破平台期,肌肉量明显增长,力量提高,训练感受得到改善。

对增肌者来说,第二位容易摄入不足的营养物质就是蛋白质,主要是因为很多人低估了增肌的蛋白质需要量。

而增肌者最容易摄入过量的营养物质就是脂肪,因为现代饮食常常是高脂肪饮食,即便刻意低脂肪,只要不明显限制饮食量,增肌者通常仍会轻易摄入大量脂肪。

也就是说,增肌者的饮食,往往存在碳水化合物、蛋白质摄入不足,而脂肪摄入过量的问题。

微量营养素的情况就更加复杂,目前还缺乏增肌人群这部分营养状况的数据。但通常来说,如果蛋白质、碳水化合物、脂肪这三种宏量营养素摄入理想的话,微量营养素的摄入量也不容易出问题。当蛋白质、碳水化合物摄入不足时,有一些微量营养素也容易摄入不足。

【能量补给站】

一句话总结,对于很多增肌者来说,饮食营养上的问题都可以归结到"摄入不足与过量并存"的尴尬局面上来。所以,肌肉拼图饮食法要帮纯增肌者做的,就是补足摄入不足的营养和限制摄入过量的营养。

肌肉拼图以体重来区分人群,每 10kg 的体重区间,给出一份增肌饮食的每日基础食谱。

也就是说,每个体重区间的纯增肌者,每天把食谱中要求的食物都吃够,就完全可以满足增肌的营养需要了。

而且,肌肉拼图所建议的食物,也都是增肌者适合吃的,相对低脂肪的食物,这样在满足蛋白质和碳水化合物摄入量的同时,也尽可能避免了过量脂肪的摄入。

最后,肌肉拼图的食物配比设计比较均衡,对大多数增肌者来说,吃完肌肉拼图食谱中的东西,就基本吃饱了,这也就自然限制了增肌者过量的热量摄入。

当然,如果你食量较大,也可以在肌肉拼图食谱的基础上增加饮食。但是,增加的饮食还是建议为肌肉拼图食物表中的食物。同时要密切关注体脂率的增长,如果出现脂肪快速增加的情况,就要把过多摄入的饮食消减掉。

8.2 "肌肉拼图"可以吃哪些食物

"肌肉拼图"增肌饮食法包括一份食物表和一套增肌每日食谱。我们先来说说食物表。

这份食物表是根据食物大类来安排的,分成肉类、蛋奶类、果蔬类、主食、坚果种子及豆类、植物油。

在食物的筛选上,综合考虑了很多复杂因素。

1. 肉类和蛋奶类,主要考虑了蛋白质含量、蛋白质来源、氨基酸构成、脂肪比例等。

2. 果蔬类,主要考虑热量、碳水化合物和膳食纤维的含量,以及糖的种类。

3. 主食类,主要考虑了碳水化合物的构成、含量,以及食物 GI、脂肪含量等因素。

4. 其他食物,一般要考虑脂肪含量、脂肪酸构成、蛋白质的氨基酸构成、膳食纤维比例等因素。

有的食物类别又细分为Ⅰ类、Ⅱ类、Ⅲ类。在食谱中,有些食物类别要求Ⅰ类、Ⅱ类、Ⅲ类食物搭配着吃,这主要是考虑食物蛋白质氨基酸配比或糖类的种类配比等因素。

我们具体看下面的食物表。

食物种类	肉类	蛋奶类	果蔬类	主食	坚果种子、豆类	植物油
食材	Ⅰ类:牛羊里脊肉、牛羊腿肉、兔肉; Ⅱ类:鸡鸭胸脯肉; Ⅲ类:鱼虾肉	全鸡蛋、蛋清、纯牛奶、原味酸奶	除榴梿、波罗蜜、山楂、枣、桂圆、牛油果以外的水果;除豆菜、根菜、薯芋类、野生蔬菜以外的蔬菜	Ⅰ类:各种米、干玉米、玉米碴、原味即食麦片; Ⅱ类:红薯、紫薯、芋头、山药、土豆; Ⅲ类:馒头、极低脂全麦面包、软面条	所有坚果种子、北豆腐	橄榄油

关于食物表,需要强调以下几点。

1. 牛羊肉不管是里脊还是牛羊腿肉,必须是纯瘦肉,不可以有可见的脂肪。

2. 鱼肉不包括三文鱼、鳕鱼、鲐鱼。

3. 纯牛奶建议为全脂牛奶。酸奶则必须是原味酸奶。风味酸奶或有可见固体添加物的酸奶都不包括在其中。

4. 软面条是指含水率高的松软的面条,意大利面、挂面等则属于硬面条。

5. Ⅲ类主食的"极低脂全麦面包"脂肪含量不得高于 2g/100g。

6. 食物表中的食物,在肌肉拼图食谱中都精确到克,重量都指食物的可食用部分。除馒头、面包、豆腐等必然是熟食之外,其余绝大多数食物的重量都指生重。

8.3 "肌肉拼图"分体重食谱

根据增肌者的体重区间,"肌肉拼图"给出四套每日增肌食谱,分别是:60~70kg、70~80kg、80~90kg和 90kg 以上。该食谱不区分性别。

我们来看具体食谱。

"肌肉拼图"每日应摄入食物表(60~70kg)

鸡蛋 2 个、鸡蛋清 8 个、肉类 300g(建议 3 类肉类搭配吃)、牛奶或酸奶
300ml、I 类主食 50g、II 类主食 100g、III 类主食 400g、水果 200g、蔬菜
500g、橄榄油 20g、坚果种子 15g 或北豆腐 100g。训练前后各每千克体重
0.5g 糖类 +30g 乳清蛋白粉

"肌肉拼图"每日应摄入食物表(70~80kg)

鸡蛋 2 个、鸡蛋清 10 个、肉类 350g(建议 3 类肉类搭配吃)、牛奶或酸奶
300ml、I 类主食 50g、II 类主食 150g、III 类主食 450g、水果 250g、蔬菜
500g、橄榄油 20g、坚果种子 15g 或北豆腐 100g。训练前后各每千克体重
0.5g 糖类 +30g 乳清蛋白粉

"肌肉拼图"每日应摄入食物表(80~90kg)

鸡蛋 3 个、鸡蛋清 13 个、肉类 400g(建议 3 类肉类搭配吃)、牛奶或酸奶
300ml、I 类主食 50g、II 类主食 150g、III 类主食 500g、水果 300g、蔬菜
500g、橄榄油 25g、坚果种子 15g 或北豆腐 100g。训练前后各每千克体重
0.5g 糖类 +30g 乳清蛋白粉

"肌肉拼图"每日应摄入食物表(90kg 以上)

鸡蛋 4 个、鸡蛋清 15 个、肉类 450g(建议 3 类肉类搭配吃)、牛奶或酸奶
300ml、I 类主食 70g、II 类主食 200g、III 类主食 600g、水果 300g、蔬菜
500g、橄榄油 30g、坚果种子 15g 或北豆腐 100g。训练前后各每千克体重
0.5g 糖类 +30g 乳清蛋白粉

关于"肌肉拼图"食谱,需要注意以下几点。

1. 为了在非训练日(没有围训练的补充)也能满
足增肌最大化的需要,所以,"肌肉拼图"的食谱设计

相对"激进"。

训练日围训练的补充,可以摄入大量蛋白质和碳水化合物,但是非训练日的饮食营养同样重要。

很多人觉得,训练日要多吃蛋白质,多吃碳水化合物,非训练日就不需要了,这当然不对。道理很简单,肌肉的生长,更多是在非训练日,而不是训练日,肌肉是先练后长,而不是边练边长,所以,非训练日饮食非常重要。

训练后的 48 小时(甚至更久)都是肌肉修复增长的阶段,这时我们需要大量营养和热量。所以,增肌者哪怕隔两天训练一次,这么低的训练频率,非训练日仍然需要足够的营养摄入。

这就是说,只要是系统训练的增肌者,不管你的训练频率如何安排,每天都需要按照肌肉拼图的要求来饮食。

2. "肌肉拼图"饮食法是一种比较粗放简单的增肌饮食,它只按照体重区间来安排饮食。这种方法计算使用者的基础代谢值,使用的数据也只有体重,虽然显得简单,但也是被营养学界认可和接受的。

活动因数方面,"肌肉拼图"统一按照有系统增肌训练,但无明显有氧运动的办公室人群消耗情况来估算。所以,如果你有大量规律的有氧运动,那么运动消耗的热量,要按照碳水化合物：蛋白质＝3：1的比例补上。

也就是说,"肌肉拼图"假设你是一个只有系统增肌训练,但不做有氧运动的办公室上班族。所以,如果你平时经常做有氧运动,那么你需要估算一下有氧运动的热量消耗,消耗多少热量,在肌肉拼图食谱的基础上,额外补充多少热量的碳水化合物和蛋白质,比例是3：1。

比如,你每天平均要通过有氧运动消耗400kcal热量,那么你就需要在吃够"肌肉拼图"食谱食物的基础上,再多吃400kcal的食物,其中300kcal是碳水化合物,100kcal是蛋白质。

但作为补充的食物,建议基本不含脂肪,或脂肪比例很低的食物,比如Ⅱ类主食,纯瘦牛羊肉或鸡蛋清。

3. 食谱只建议了最基本的补充剂,其余补充剂,如BCAA、肌酸等,增肌者可以自行酌情安排使用。

4. "肌肉拼图"食谱是一日的总饮食,不分餐次。使用的时候,需要使用者灵活掌握,根据自己的情况,把这些饮食分配到一日几餐中去。

也就是说,"肌肉拼图"提供的是一天需要吃掉的所有食物,使用者要根据自身的情况去分配。建议蛋白质类食物,要均匀分配在一日3~4餐中。早餐选择

Ⅰ类主食,午餐、晚餐选择Ⅲ类主食,Ⅱ类主食作为加餐或睡前餐。

为了更直观地呈现"肌肉拼图"的使用方法,我给大家提供一个"肌肉拼图"增肌饮食的真实使用案例。

使用者是我的增肌学员小余,体重85kg,训练年限3.5年。系统训练一年半的时候,增肌出现平台期,虽然训练很刻苦,但肌肉围度一直没有进步。

我帮他诊断了他的饮食和训练,训练方面他不存在太大问题,在饮食方面,他则存在典型营养摄入不足的情况,我使用肌肉拼图法帮他做了饮食调整。

他的肌肉拼图食谱安排如下。

餐次	食物
早餐	鸡蛋1个、燕麦片50g、极低脂全麦面包100g、全脂牛奶200ml、蛋清2个
加餐	混合坚果15g、水果100g
午餐	纯瘦牛肉150g、馒头200g、蔬菜不少于250g、橄榄油10g
加餐	鸡蛋2个、蛋清3个、即食鸡胸肉80g
晚餐	指定海鱼肉150g、馒头200g、水果200g、蔬菜不少于250g、橄榄油15g
睡前	蛋清8个、土豆150g、酸奶100ml
围训练补充	力量训练前葡萄糖40g+乳清蛋白粉30g;训练结束前30分钟肌酸5g;力量训练后葡萄糖40g+乳清蛋白粉30g+BCAA6g

执行"肌肉拼图食谱"并配合训练8周后，小余体重增加5.5kg，左右手臂围平均增长2.3cm，胸围增长5.5cm，身体其他肌肉围度也有明显增长。而他的腰围只增加了0.5cm，肩胛下皮褶厚度增加0.2mm。

从数据上来分析，他的肌肉量明显增长了，而脂肪仅有轻微的增加。这正符合"肌肉拼图"饮食法的设计初衷。

总之，"肌肉拼图"是一种稍显粗放，但却简单有效的增肌基础饮食方法。增肌的饮食是一个非常复杂的系统工程，想用一套方案去囊括其中所有细节，是非常困难的。但对于大多数增肌者来说，"肌肉拼图"可以完全解决增肌者饮食中最基本的问题。

通过对本书前面几章的学习，增肌者就可以在"肌肉拼图"的基础上精进和完善自己的饮食摄入，找到一套适合自己的增肌饮食方法了。

参考文献

[1]   Ellrott T, Pudel V, Kohlenhydratarme. Diaten (Low Carb) Gewichtsreduktion. Ernahrungs-Umschau, 2005, 52(2): 48-51.

[2]   J.E.Blunde, R.J.Stubbs, D.A.Hughes, et al. Cross talk between physical activity and appetite control: does physical activity stimulate appetite? Proc Nutr Soc, 2003, 62(3): 651-661.

[3]   Lambert CP, Flynn MG. Fatigue during high-intensity intermittent exercise: application to bodybuilding. Sports Med, 2002, 32: 511-522.

[4]   Schek A. Welchen Stellenwert haben Fette und Kohlenhydrate in der Ernahrung des Sportlers? Nutrition, 2004, 2: 56-68.

[5]   Lambert CP, Frank LL, Evans WJ. Macronutrient considerations for the sport of bodybuilding. Sports Med, 2004, 34: 317-327.

[6]   Morton RW, Murphy KT, Mckellar SR, et al. A systematic review, meta-analysis and meta-regression of the effect of protein supplementation on resistance training-induced gains in muscle mass and strength in healthy adults. Br J Sports Med, 2018, 52(6): 376-384.

[7]   Holwerda AM, Kouw IW, Trommelen J, et al. Physical activity performed in the evening increases the overnight muscle protein synthetic response to presleep protein ingestion in older men. J Nutr, 2016, 146(7): 1307-1314.

[8] Trommelen J, Holwerda AM, Kouw IW, et al. Resistance exercise augments postprandial overnight muscle protein synthesis rates. Med Sci Sports Exerc, 2016, 48(12): 2517-2525.

[9] Snijders T, Res PT, Smeets JS, et al. Protein ingestion before sleep increases muscle mass and strength gains during prolonged resistance-type exercise training in healthy young men. J Nutr, 2015, 145(6): 1178-1184.

[10] Fine EJ, Feinman RD. Thermodynamics of weight loss diets. Nutr Metab(lonb), 2004, 1: 15.

[11] Fleck SJ, Kraemer WJ. Designing Resistance Training Programs. 4th ed. Champaign. Human Kinetics, 2014, 1-62, 179-296.

[12] Larson GD, Potteiger JA. A comparison of three different rest intervals between multiple squat bouts. J Strength Cond Res, 1997, 11(2): 115-118.

[13] Hedrick A. Training for hypertrophy. Strength Cond, 1995, 17(3): 22-29.

[14] Tesch PA. In The Encyclopaedia of Sports Medicine: Strength and Power in Sport. Blackwell Scientific, 1992, 370-380.

[15] Burke L, Deakin V. 临床运动营养学 .4 版 . 西安: 世界图书出版西安有限公司 . 2011.

[16] val Aggel-Leigssen DP, Saris WH, Wagenmakers AJ, et al. Effect of exercise training at different intensities on fat metabolism of obese men. Physiol,2002,92:1300-1309.

[17] Berneis K,Ninnis R,Haussinger D,et al. Effects of hyper-and hypoosmolality on whole body protein and glucose kinetics in humans. Am J Physiol,1999,276:E188-E195.

[18] Keller U,Szinnai G,Bliz S,et al.Effects of changes in hydration on protein,glucose and lipid metabolism in man:impact on health. Eur J Clin Nutr,2003,2:s69-s74.

[19] Tarnopolsky M. Protein requirements for endurance athletes. Nutrition,2004,20:662-668.

[20] Gordon NF,Russell HM,Kruger PE,et al. Thermoregulatory responses to weight training. Int J Sports Med,1995,6:145-150.

[21] Bamman MM,Hunter GR,Newton LE,et al. Changes in body composition,diet,and strength of bodybuilders during the 12 weeks prior to competition. J Sports Med Phys Fitness,1993,33: 383-391.

[22] Flatt JP. Use and storage of carbohydrate and fat. Am J Clin Nutr,1995,61:952-959.

[23] Bussau VA,Fairchild TJ,Rao A,et al. Carbohydrate loading in human muscle:An improved 1 day protocol. European Journal of Applied Physiology,2002,87(3):290-295.

[24] Prats C, Helge JW, Nordby P, et al. Dual regulation of muscle glycogen synthase during exercise by activation and compartmentalization. J Biol Chem, 2009, 284:15692-15700.

[25] Ivy JL, Katz AL, Cutler CL, et al. Muscle glycogen synthesis after exercise: effect of time of carbohydrate ingestion. J Appl Physiol, 1988, 64:1480-1485.

[26] Burke LM, Collier GR, Hargreaves M. Muscle glycogen storage following prolonged exercise: effect of the glycaemic index of carbohydrate feedings. J Appl Physiol, 1993, 75:1019-1023.

[27] Schoffstall JE, Branch JD, Leutholtz BC, et al. Effects of dehydration and rehydration on the one-repetition maximum bench press of weight-trained males. J Strength Cond Res, 2001, 15:102-108.

[28] Judelson DA, Maresh CM, Yamamoto LM, et al. Effort of hydration state on resisitance exercise-induced endocrine markers of anobolism, catabolism and metabolism. J Appl Physiol, 2008, 105:816-824.

[29] Maughan R. The athlete's diet: nutritional goals and dietary strategies. Proc Nutr Soc, 2002, 61:87-96.

[30] Prentice AM. Manipulation of dietary fat and energy density and subsequent effects on substrate flux and food intake. Am J Clin

Nutr,1998,67:535-541.

[31] Johnston CS,Day CS,Swan PD. Postprandial thermogenesis is increased 100% on a high-protein,low-fat diet versus a high-carbohydrate,low-fat diet in healthy,young women. J Am Coll Nutr,2002,55-61.

[32] Halton TL,Hu FB. The effects of high protein diets on thermogenesis,satiety and weight loss:a critical review. J Am Coll Nutr,2004,23:373-385.

[33] Anderson GH,Moore SE.Dietary proteins in the regulation of food intake and body weight in humans. J Nutr,2004,134:974-979.

[34] Layman DK,Evans E,Baum JI,et al.Dietary protein and exercise have additive effects on body composition during weight loss in adult women. J Nutr,2005,135:1903-1910.

[35] Bowen J,Noakes M,Trenerry C,et al.Energy intake and cholecystokinin after different carbohydrate and protein preloads in overweight men. J Clin Endocrinol Metab,2006,1477-1483.

[36] Sallinen J,Pakarinen A,Ahtiainen J,et al. Relationship between diet and serum anabolic hormone responses to heavy-resistance exercise in men. Int J Sports Med,2004,25:627-633.

[37] Tarnopolsky MA, Atkinson SA, MacDougall JD, et al. Evaluation of protein requirements for trained strength athletes. J Appl Physiol, 1992, 1986-1995.

[38] Poortmans JR, Dellalieux O. Do regular high protein diets have potential health risks on kidney function in athletes？ Int J Sport Nutr Exerc Metab, 2000, 10:28-38.

[39] Hoffman JR, Ratamess NA, Kang J, et al. Effects of protein intake on strength, body composition and endocrine changes in strength/power athletes. J Int Soc Sports Nuts, 2006, 3:12-18.

[40] Position of Dietitians of Canada, the American Dietetic Association, and the American College of Sports Medicine. Nutrition and Athletic Performance. Can J Diet Pract Res, 2000, 61:176-192.

[41] Lemon PW. Beyond the zone: protein needs of active individuals. J Am Coll Nutr, 2000, 19:513-521.

[42] Tarnopolsky M. Protein requirements for endurance athletes. Nutrition, 2004, 20:689-695.

[43] Wilson J, Wilson G. Contemporary issues in protein requirements and consumption for resistance trained athletes. Nutrition, 2006, 3:7-27.

[44] Campbell B,Kreider RB,Ziegenfuss T,et al. International Society of Sports Nutrition position stand:protein and exercise. J Int Soc Sports Nutr,2007,4:8.

[45] Koopman R,Pannemans DL,Jeukendrup AE,et al. Combined ingestion of protein and carbohydrate improves protein balance during ultra-endurance exercise. Am J Physiol Endocrinol Metab,2004,287:E712-E720.

[46] Beelen M,Zorenc A,Pennings B,et al. Impact of protein coingestion on muscle protein synthesis during continuous endurance type exercise. Am J Physiol Endocrinol Metab,2011, 300:E945-E954.

[47] Martin WF,Armstrong LE,Rodriguez NR. Dietary protein intake and renal function. Nutr Metab,2005,2:25.

[48] Goedecke JH,Clark VR,Noakes TD,et al.The effects of medium-chain triacylglycerol and carbohydrate ingestion on ultra-endurane exercise performance. Int J Sport Nutr Exert Metab,2005,15:15-27.

[49] Horowitz JF,Klein S. Lipid metabolism during endurance exercise Am J Clin Nutr,2000,72:558-563.

[50] St-Onge MP,Bourque C,Jones PJ,et al. Medium-versus Long-chain triglycerides for 27days increases fat oxidation and energy

expenditure without resulting in changes in body composition in overweight women. Int J Obes Relat Metab Disord,2003,27:95-102.

[51] St-Onge MP,Ross R,Parsons WD,et al. Medium-chain triglycerides increase energy expenditure and decrease adiposity in overweight men. Obes Res,2003,11:395-402.

[52] St-Onge MP,Jones PJ.Greater rise in fat oxidation with medium-chain triglyceride consumption relative to long-chain triglyceride is associated with lower initial body weight and greater loss of subcutaneous adipose tissue. Int J Obes Rela Metab Disord, 2003,27:1561-1571.

[53] Decombaz J,Arnaud MJ,Milon H,et al.Energy metabolism of medium-chain triglycerides versus carbohydrates during exercise. Eur J Appl Physiol Occup Physiol,1983,52:9-14.

[54] Sallinen J,Pakarinen A,Ahtiainen J,et al. Relationship between diet and serum anabolic hormone responses to heavy-resistance exercise in men. Int J Sports Med,2004,25:627-633.

[55] Volek JS,Kraemer WJ,Bush JA,et al. Testosterone and cortisol in relationship to dietary nutrients and resistance exercise. J Appl Physiol,1997,82:49-54.

[56] Bouchard C, Tremblay A, Déspres J-P, et al. The response to long-term overfeeding in identical twins. N Engl J Med, 1990, 322:1477-1482.

[57] Bouchard C, Tremblay A. Genetic influences on the response of body fat and fat distribution to positive and negative energy balances in human identical twins. J Nutr, 1997, 127 (5 Suppl): 943-947.

[58] Miyamoto-Mikami E, Sato K, Kurihara T, et al. Endurance training-induced increase in circulating irisin levels is associated with reduction of abdominal visceral fat in middle-aged and older adults. PLoS One, 2015, 10 (3): e0120354.

[59] Nicklas BJ, Wang X, You T, et al. Effect of exercise intensity on abdominal fat loss during calorie restriction in overweight and obese postmenopausal women: a randomized, controlled trial. Am J Clin Nutr, 2009, 89 (4): 1043-1052.

[60] Keating SE, Hackett DA, Parker HM, et al. Effect of aerobic exercise training dose on liver fat and visceral adiposity. J Hepatol, 2015, 63 (1): 174-182.

[61] Zhang H, Tong TK, Qiu W, et al. Comparable Effects of High-Intensity Interval Training and Prolonged Continuous Exercise Training on Abdominal Visceral Fat Reduction in Obese Young

Women. J Diabetes Res,2017,2017:5071740.

[62] Vissers D,Hens W,Taeymans J,et al. The effect of exercise on visceral adipose tissue in overweight adults:a systematic review and meta-analysis. PLoS One,2013,8(2):e56415.

[63] Goedecke JH,Micklesfield LK. The effect of exercise on obesity, body fat distribution and risk for type 2 diabetes. Med Sport Sci, 2014,60:82-93.

[64] 王京京,韩涵,张海峰.高强度间歇训练对青年肥胖女性腹部脂肪含量的影响.中国运动医学杂志,2015,34(1):15-20,30.

[65] Maillard F,Rousset S,Pereira B,et al. High-intensity interval training reduces abdominal fat mass in postmenopausal women with type 2 diabetes. Diabetes Metab,2016,42(6):433-441.

[66] Logan GR,Harris N,Duncan S,et al. Low-Active Male Adolescents: A Dose Response to High-Intensity Interval Training. Med Sci Sports Exerc,2016,48(3):481-490.

[67] Wingfield HL,Smith-Ryan AE,Melvin MN,et al. The acute effect of exercise modality and nutrition manipulations on post-exercise resting energy expenditure and respiratory exchange ratio in women:a randomized trial. Sports Med Open,2015,1:11.

[68] Freda PU,Shen W,Heymsfield SB,et al. Lower visceral and subcutaneous but higher intermuscular adipose tissue depots

in patients with growth hormone and insulin-like growth factor I excess due to acromegaly. J Clin Endocrinol Metab,2008,93(6): 2334-2343.

[69] Larson-Meyer DE,Newcomer BR,Hunter GR. Influence of endurance running and recovery diet on intramyocellular lipid content in women:a 1H NMR study. Am J Physiol Endocrinol Metab,2002,282:95-106.

[70] Votruba SB,Atkinson RL,Hironen MD,et al. Prior exercise increases subsequent utilization of dietary fat. Med Sci Sports Exerc,2002,34:1757-1765.

[71] Whitley HA,Humphreys SM,Campbell IT,et al. Metabolic and performance responses during endurance exercise after high-fat and high-carbohydrate meals. J Appl Physiol,1998,85:418-424.

[72] Horowitz JF,Mora-Rodriguez R,Byerley LO,et al. Lipolytic suppression following carbohydrate ingestion limits fat oxidation during exercise. Am J Physiol,1997,273:768-775.

[73] De Bock K,Richter EA,Russell AP,et al. Exercise in the fasted state facilitates fibre type-specific intramyocellular lipid breakdown and stimulates glycogen re-synthesis in humans. J Physiol,2005,564:649-660.

[74] Wu CL,Nicholas C,Williams C,et al. The influence of high carbohydrate meals with different glycemic indices on substrate utilization during subsequent exercise. Br J Nutr,2003,90:1049-1056.

[75] Rowlands DS,Hopkins WG. Effects of high-fat and high-carbohydrate diets on metabolism and performance in cycling. Metabolism,2002,51:678-690.

[76] Tsitsimpikou C,Tsiokanos A,Tsarouhas K,et al. Medication use by athletes at the Athens 2004 Summer Olympic Games. Clin J Sport Med,2009,19:33-38.

[77] Lun V,Erdman KA,Fung TS,Reimer RA. Dietary supplementation practices in Canadian high-performance athletes. Int J Sport Nutr Exerc Metab,2012,22:31-37.

[78] Peake JM. Vitamin C:effects of exercise and requirements with training. Int J Sports Nutr Exerc Metab,2003,13:125-151.

[79] Connolly DA,Lauzon C,Agnew J,et al. The effects of vitamin C supplementation on symptoms of delayed onset muscle soreness. J Sports Med Phys Fitness,2006,46:462-467.

[80] Bloomer RJ,Falvo MJ,Schilling BK,et al. Prior exercise and antioxidant supplementation:effect on oxidative stress and muscle injury. J Int Soc Sports Nutr,2007,3:4-9.

[81] Mastaloudis A,Traber MG,Carstensen K,et al. Antioxidants did not prevent muscle damage in response to an ultramarathon run. Med Sci Sports Exerc,2006,38:72-80.

[82] Dunton N,Virk R,Young J,et al. The influence of vitamin B6 supplementation and exercise on vitamin B6 metabolism and growth hormone. FASEB J,1993,7:A727.

[83] Viitala P,Newhouse IJ. Vitamin E supplementation,exercise and lipid peroxidation in human participants. Eur J Appl Physiol,2004, 93:108-115.

[84] McGinley C,Shafat A,Donnelly AE. Does antioxidant vitamin supplementation protect against muscle damage？ Sports Med, 2009,39:1011-1032.

[85] Gomez-Cabrera MC,Domenech E,Romagnoli M,et al. Oral administration of vitamin C decreases muscle mitochondrial biogenesis and hampers training-induced adaptations in endurance performance. Am J Clin Nutr,2008,87:142-149.

[86] Ristow M,Zarse K,Oberbach A,et al. Antioxidants prevent health-promoting effects of physical exercise in humans. Proc Natl Acad Sci USA,2009,106:8665-8670.

[87] Wray DW,Uberoi A,Lawrenson L,et al. Oral antioxidants and cardiovascular health in the exercise-trained and untrained

elderly:a radically different outcome. Clin Sci,2009,116:433-441.

[88] Braakhuis AJ. Effect of vitamin C supplements on physical performance. Curr Sports Med Reports,2012,11:180-184.

[89] Kanter MM,Williams MH. Antioxidants,carnitine,and choline as putative ergogenic aids. Int J Sport Nutr,1998,5:S120-S131.

[90] Montain SJ,Cheuvront SN,Lukaski HC. Sweat mineralelement responses during 7h of exercise-heat stress. Int J Sports Nutr Exerc Med,2007,17:574-582.

[91] Calder PC,Kew S.The immune system:a target for functional foods? Br J Nutr 88 Suppl,2002,2:165-177.

[92] Straka D. Essen und Trinken in Deutschland. Ernährungs-Umschau,2006,53:317-318.

[93] Anonym. Stellungnahme der DGE:Vitaminversorgung in Deutschland. DGE info,2003,51:68-72.

[94] Gleeson M,Nieman DC,Pedersen BK. Exercise,nutrition and immune function. J Sports Sci,2004,22:115-125.

[95] Nieman DC. Immune nutrition support for athletes. Nutr Rev,2008,66:310-320.

[96] El-Kadiki A,Sutton AJ. Role of multivitamins and mineral supplements in preventing infections in elderly people systematic

review and meta-analysis of randomized controlled trials. Bmj,
2005,330:871.

[97] Stephen AI,Avenell A. A systematic review of multivitamin and
multimineral supplementation for infection. J Hum Nutr Diet,2006,
19:179-190.

[98] Douglas RM,Hemilä H,Chalker E,et al. Vitamin C for preventing
and treating the common cold. Cochrane Database Syst Rev,
2007,18:CD000980.

[99] Hemilä H Chalker E. Vitamin C for preventing and treating the
common cold. Cochrane Database Syst Rev,2013,1:98.

[100] Graham TE,Spriet LL. Performance and metabolic responses to
a high caffeine dose during prolonged exercise. J Appl Physiol,
1991,71:2292-2298.

图书在版编目（CIP）数据

健身营养书：让增肌减脂变简单 / 仰望尾迹云，杨昌林著 . —北京：人民卫生出版社，2020.9（2024.2 重印）
ISBN 978-7-117-30482-5

I. ①健… Ⅱ. ①仰…②杨… Ⅲ. ①饮食营养学 –
基本知识 Ⅳ. ①R155.1

中国版本图书馆 CIP 数据核字（2020）第 176312 号

人卫智网 www.ipmph.com 医学教育、学术、考试、健康、
购书智慧智能综合服务平台
人卫官网 www.pmph.com 人卫官方资讯发布平台

书　　名	健身营养书：让增肌减脂变简单	
	Jianshen Yingyang Shu：Rang Zengji Jianzhi Bianjiandan	
著　　者	仰望尾迹云　杨昌林	
出版发行	人民卫生出版社（中继线 010-59780011）	
地　　址	北京市朝阳区潘家园南里 19 号	
邮　　编	100021	
E - mail	pmph @ pmph.com	
购书热线	010-59787592　010-59787584　010-65264830	
印　　刷	廊坊一二〇六印刷厂	
经　　销	新华书店	
开　　本	787×1092　　1/32	
印　　张	10.5	
字　　数	170 千字	
版　　次	2020 年 9 月第 1 版	
印　　次	2024 年 2 月第 5 次印刷	
标准书号	ISBN 978-7-117-30482-5	
定　　价	55.00 元	

打击盗版举报电话：010-59787491　E-mail：WQ @ pmph.com
质量问题联系电话：010-59787234　E-mail：zhiliang @ pmph.com